荣 获

◎ 第七届统战系统出版社优秀图书奖

◎ 入选原国家新闻出版广电总局、全国老龄工作委员会
办公室首届向全国老年人推荐优秀出版物名单

◎ 入选全国图书馆 2013 年度好书推选名单

◎ 入选农家书屋重点出版物推荐目录（2015年、2016年）

U0206486

癫痫

（第三版）

名医与您谈疾病丛书

学术顾问◎钟南山 陈灏珠 郭应禄 王陇德

葛均波 张雁灵 陆 林

总 主 编◎吴少祯

执行总主编◎夏术阶 李广智

主 编◎陈生弟

邓钰蕾 刘晓英

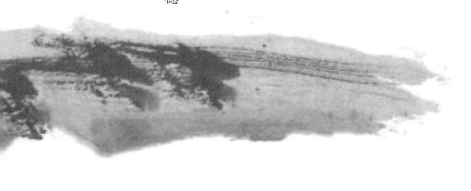

中国健康传媒集团

中国医药科技出版社

内 容 提 要

癫痫俗称"羊癫风",是常见的神经系统发作性疾病。本书以问答形式详细讲述了癫痫的一般知识、病因、遗传、发病机制、症状分型、诊断、鉴别诊断、治疗和预防保健等,可供临床医生、患者及其家属阅读参考。

图书在版编目(CIP)数据

癫痫 / 陈生弟,邓钰蕾,刘晓英主编 . — 3 版 . —北京:中国医药科技出版社,2021.1

(名医与您谈疾病丛书)

ISBN 978-7-5214-2105-7

Ⅰ.①癫… Ⅱ.①陈…②邓…③刘… Ⅲ.①癫痫—防治—问题解答 Ⅳ.① R742.1-44

中国版本图书馆 CIP 数据核字(2020)第 207347 号

美术编辑 陈君杞
版式设计 南博文化

出版　**中国健康传媒集团**│中国医药科技出版社
地址　北京市海淀区文慧园北路甲 22 号
邮编　100082
电话　发行:010-62227427　邮购:010-62236938
网址　www. cmstp. com
规格　710×1000mm $^1/_{16}$
印张　11 $^1/_2$
字数　162 千字
初版　2009 年 4 月第 1 版
版次　2021 年 1 月第 3 版
印次　2024 年 1 月第 3 次印刷
印刷　三河市万龙印装有限公司
经销　全国各地新华书店
书号　ISBN 978-7-5214-2105-7
定价　35.00 元

获取新书信息、投稿、为图书纠错,请扫码联系我们。

出版者的话

党的十八大以来，以习近平同志为核心的党中央把"健康中国"上升为国家战略。十九大报告明确提出"实施健康中国战略"，把人民健康放在优先发展的战略地位，并连续出台了多个文件和方案，《"健康中国2030"规划纲要》中就明确提出，要加大健康教育力度，普及健康科学知识，提高全民健康素养。而提高全民健康素养，有效防治疾病，有赖于知识先导策略，《名医与您谈疾病丛书》的再版，顺应时代潮流，切合民众需求，是响应和践行国家健康发展战略——普及健康科普知识的一次有益尝试，也是健康事业发展中社会治理"大处方"中的一张有效"小处方"。

本次出版是丛书的第三版，丛书前两版出版后，受到广大读者的热烈欢迎，并获得多项省部级奖项。随着新技术的不断发展，许多观念也在不断更新，丛书有必要与时俱进地更新完善。本次修订，精选了44种常见慢性病（有些属于新增病种），病种涉及神经系统疾病、呼吸系统疾病、消化系统疾病、心血管系统疾病、内分泌系统疾病、泌尿系统疾病、皮肤病、风湿类疾病、口腔疾病、精神心理疾病、妇科疾病和男科疾病等，分别从疾病常识、病因、症状表现、诊断与鉴别诊断、治疗和预防保健等方面，进行全方位的解读；写作形式上采用老百姓最喜欢的问答形式，活泼轻松，直击老百姓最关心的健康问题，全面关注患者的需求和疑问；既适用于患者及其家属全面了解疾病，也可供医务工作者向患者介绍病情和相关防治措施。

　　本丛书的编者队伍专业权威，主编都长期活跃在临床一线，其中不乏学科带头人等重量级名家担任主编，七位医学院士及专家（钟南山、陈灏珠、郭应禄、王陇德、葛均波、陆林、张雁灵）担任丛书的学术顾问，确保丛书内容的权威性、专业性和前沿性。本丛书的出版不仅是全体患者的福音，更是推动健康教育事业的有力举措。

　　本丛书立足于对疾病和健康知识的宣传、普及和推广工作，目的是使老百姓全面了解和掌握预防疾病、科学生活的相关知识和技能，希望丛书的出版对于提升全民健康素养，有效防治疾病，起到积极的推动作用。

中国医药科技出版社

2020年6月

前言

 癫痫是一种常见的疾病，我国大约有1000万癫痫患者，并且这个数字还在不断被刷新。但许多人谈癫痫就色变，甚至有人认为它是一种绝症，这源于癫痫患者及其家属对癫痫相关知识的缺乏。也正是由于这种缺乏，许多癫痫患者得不到及时、合理的治疗，癫痫就会像野性难驯的动物一样"肆无忌惮"地发作，不但会造成患者身体机能的损害，还会使患者承担巨大的精神负担，从而严重影响日常生活能力。其实，癫痫并不是什么绝症，更没必要谈癫痫就色变。经过合理规范的治疗，绝大多数患者的癫痫是可以被明显控制甚至治愈的。

 近来随着人们对癫痫的认识不断深入，精准治疗的引入以及神经内、外科治疗手段的进展等，疾病分型的准确度、病因的明确方式都有了更大的提升。为了使广大读者获得最前沿的癫痫相关知识，本书再版显得尤为必要。本次再版根据最新的研究结果更新了癫痫的分类和治疗药物选择，并增加了一些中医治疗如食疗、药膳、穴位疗法等知识，以期望癫痫患者能得到更为专业的照料，使癫痫患者及其家属面对疾病时不再迷茫，走上科学、合理治疗癫痫的道路。但因存在个体差异，本书中涉及的治疗须在医师指导下使用。

 愿本书能够成为广大癫痫患者的良师益友和黑暗中的指明灯。与此同时，由于本书在编写时参阅了大量国内外最新文献，因而对全科医生和较年轻的内科医生也会有所帮助。

陈生弟　邓钰蕾　刘晓英

2020年9月27日于上海

目录

常识篇

病因篇

症 状 篇

诊断与鉴别诊断篇

治 疗 篇

预防保健护理篇

常识篇

◆ "羊癫风"就是癫痫吗?

◆ 癫痫和痫样发作完全一样吗?

◆ 人为什么会发生癫痫?

◆ 正常人可有癫痫发作吗?

◆ 癫痫发作一定有病理意义吗?

◆ ……

"羊癫风"就是癫痫吗？

癫痫是一组由已知或未知病因引起的脑部神经元反复过度同步放电，导致临床上出现以反复、短暂、刻板的神经系统功能失常症状为特点的临床综合征。在民间，人们习惯把癫痫病称作为"羊癫风"、"羊羔风"等等，叫法虽然不一样，但是有一个明显的特点，就是根据对患者发作症状的直观认识来起名字。很显然，这其中也贯穿了一种基本思想，即抓住了癫痫患者发作时"抽风"这个基本特征来进行概括，虽说不上是科学的概括，也没有抓住疾病的本质特征，但却是以症状为依据的。癫痫病在临床上十分常见，其全身发作的主要临床表现为：突然发作倒地，意识丧失，四肢抽搐，两眼向上翻，口吐白沫，甚至舌咬伤，每次发作持续1~3分钟。

早在2000多年前中医学对癫痫就有记载，例如马王堆汉墓帛书《五十二病方》中就列有"婴儿病痫方"专条，较为详细地记载着用雷丸、药浴等治疗癫痫病的方法，并分析了"痫者，身热而数惊，颈脊强而腹大"等一些症候特点，但在理论概括上始终没有一个系统的说法。中医把癫痫称作痫症或痫病，而早期的一些医书上多把癫、狂、痫混称，没有划出明确的界限。后来人们逐渐认识到，癫、狂、痫均属精神、神志方面的疾病，但三者又各有其显著的特征。癫和狂主要表现为精神错乱，以动作失常、情感障碍、幻觉幻想、意识紊乱为基本特征，又多以阴阳不同来划分癫和狂，精神抑郁、静默痴呆、语无伦次者属阴，为癫症；精神亢奋、狂躁刚烈、打骂破坏者属阳，为狂症。痫症则主要表现为不同程度的精神失常，严重者一发作就会猝然昏倒、不省人事、口吐涎沫、四肢抽搐，发作过后又和正常人无异。

癫痫是神经系统常见疾病之一，但并不是不能治愈的疾病，约80%的患者经正规内科治疗后，癫痫发作可得到控制或缓解，走出疾病的阴影。但目前社会上普遍对癫痫缺乏正确的认识，在我国约61%的患者未得到规范治疗。癫痫的频繁发作导致患者惊厥性脑损伤，尤其对处于脑发育阶段的儿童，若发作长期未得到控制，更容易造成继发性智力低下。而且癫痫患者容易发生意外,意外死亡和猝死的发生率均较常人高。未控制的癫痫患者会增加家庭和社会困难,因此癫痫的防治对患者、家庭、社会均很重要。

癫痫和痫样发作完全一样吗?

癫痫和痫样发作是两种不同的概念。癫痫患者可同时有几种痫样发作形式,反复多次发作所引起的慢性神经系统病症称为癫痫。痫样发作是大脑神经元异常放电引起的发作性脑功能异常,其大多短暂并有自限性,由于异常放电所累及的脑功能区不同,临床可有多种发作表现,包括局灶性或全面性的运动、感觉异常,或是行为认知、自主神经功能障碍。痫样发作通常指一次发作过程。全面性发作和涉及一些较大范围皮层功能障碍的局灶性发作,往往伴有程度不同的意识障碍。

儿科临床常用惊厥这一概念,一般来说是指伴有骨骼肌强烈收缩的痫样发作。一些痫样发作如典型失神、感觉性发作等,发作过程中并不伴有骨骼肌动作,因而属于非惊厥性的痫样发作。因此,无论痫样发作或惊厥,都指的是一组临床症状。它们虽是癫痫患者的基本临床表现,但类似的临床发作同样可多次地在许多非癫痫疾患,如热性惊厥、颅内感染、颅脑损伤、代谢异常或中毒等急性疾病过程中出现。在这种情况下,它们仅是急性病的一种临床症状且会随急性病的好转而消失,由于不具备长期慢性和反复发作的基本特征,因而不能诊断为癫痫。

由此可见,痫样发作和癫痫是完全不相同的两个概念,前者是指发作性皮层功能异常所引起的一组临床症状,而后者是指临床呈长期反复痫样发作的疾病过程。痫样发作既可在癫痫患者发病时出现,也可在许多急性疾患中出现。

人为什么会发生癫痫?

大脑是支配人的意识、思维、情感及运动的器官,即人体的"司令部"。大脑的生理功能是通过电活动来实现的，癫痫是由于大脑的神经细胞反复过度放电，导致大脑功能失调而引起的一种临床综合征。单个神经元的异常放电并不足以引起临床上的癫痫发作，但这种异常的神经元放电进入到局部的神经网络并在其中传播时，可受到网络内兴奋或抑制神经元的影响，使这种异常电流增大或降低。当异常电流增加到一定程度，并可通过脑电图记录时，就表现为脑电图上的痫性放电。当电流增加到足以冲破脑部的抑制功能，或脑内对其抑制作用减弱时，电流就会沿电阻最小路径传播，引起临床上的癫痫发作。现有研究资料表明，脑电图上的痫性放电是以谷氨酸为代表的脑内兴奋功能增强的结果，临床上的癫痫发作除兴奋功能增强外，还与GABA为代表的脑内抑制功能绝对或相对减弱有关。

引起癫痫的原因多种多样，其临床表现也有很大差别。正常人的大脑也有生理性电活动，而没有发作性过度放电。癫痫发作时表现为脑部神经细胞群体性异常、过度同步化放电，其病理基础在各种类型的癫痫都是相同的。但依据异常放电起始的解剖部位、传播范围及传播速度、持续时间等不同，癫痫的发作形式表现出多样性。

大脑为什么会发生异常放电呢？这正是查找癫痫病因的理由。引起癫痫的常见病因包括：①先天性疾病：如染色体异常、遗传代谢障碍、脑畸形、脑积水、大脑灰质移位症等；②外伤：产伤、脑挫伤、颅内手术后；③感染：多种病原体（病毒、细菌、真菌、寄生虫等）所致的脑炎、脑膜炎、脑脓肿等；脑寄生虫病如脑囊虫病、脑血吸虫病、脑肺吸虫病、弓形虫等；④颅内肿瘤：原发于颅内及转移的脑肿瘤；⑤中毒：铅、汞、一氧化碳、酒精以及某些药物中毒等；⑥脑血管病，如高血压脑病、脑血管畸形、动脉瘤，缺血性及出血性脑血管病均可成为癫痫灶（1年后发生癫痫者约5%）；⑦全身性疾病如肝、肾性脑病等；代谢性疾病，如血糖过高与过低、甲状腺功能亢进症、甲状旁腺功能减退症、维生素B6缺乏症等；⑧其他疾病：如结节性硬化症、阿尔茨海默病等；⑨不明原因（经过认真查找后）。

正常人可有癫痫发作吗？

大约5%的正常人群在一生中会出现一次癫痫发作。那么，这种发作一定意味着脑部疾病吗？

前文已经强调，癫痫是一种疾病，因而有多种病因，如感染、头外伤、脑部肿瘤、出生时脑损伤及遗传性疾病等。有时，疾病发生后经过数年才表现为癫痫发作。例如，儿童期有脑损伤，直至20多岁才出现癫痫的人并不少见。万里江河终有源，每种疾病都有引起疾病的因素，癫痫病的发作也有其原因。总结有：脑外伤史（包括出生时对头颅的损伤），脑肿瘤（良、恶性），脑囊虫，大肺发育不良（包括后天性脑萎缩），以及遗传基因等都是引起癫痫发作的基本因素。以上的因素作用于大脑局部，使局部产生病理改变，形成了神经细胞活动的异常，进而出现兴奋状态。如长时间不能消除的话，再加上受外界刺激或内环境改变，其病理作用会发生变化，产生病变局部区域"放电"现象，导致癫痫发生。而非癫痫患者在一些其他疾病状态，如高热、感染、睡眠严重缺乏等时可出现痫样发作，但不能诊断为癫痫。

综上所述，正常的人发生癫痫，要积极查明脑内病变原因。但多数患者可能一时不能明确原因，要长时间随访。如果通过长时间的随访和目前科学手段仍不能找到原因的患者，通常预后是良好的，可能是短暂的脑功能失调，并不意味着脑部严重的疾病，也没有必要过分紧张。正常人一次癫痫发作没有必要接受药物治疗。

癫痫发作一定有病理意义吗？

癫痫的发作，其病理作用是复杂的，也是原始性的过程。最能引起发作的主要原因是脑细胞异常活动产生放电，且通过横向扩散性达到超过自身所耐受最大阈值，引起全脑神经细胞高度兴奋，特别是支配骨骼肌的运动神经，导致肌肉强直收缩，便出现抽搐状态。在过度兴奋的同时也同样发生抑制，故患者常见神志不清，不省人事。严重者，其全身肌肉发生强直收缩而无舒张，可令呼吸运动受阻，会导致患者窒息死亡。

　　脑神经细胞为什么会产生放电，且具有横向性扩散？这仍要从细胞膜上的离子通道说起。我们以人类细胞表面最重要的钾、钠和钙离子通道为例。各种病理因素导致膜外与膜内的离子水平不能平衡时，离子的流速、流量与流向便会有差异，其产生电离子会相对增强。继而出现我们所说的放电现象。癫痫病患者发作，其放电现象与上述机理一样。当神经细胞内环境与外周环境中有异常刺激，或受物体长时间挤压、缺血缺氧等的情况下，会导致病变组织细胞产生兴奋状态，致使神经细胞出现放电现象。同一时间内，异常的放电电流会发生横向扩散，令整个大脑同时发生病理性改变，这就是癫痫样发作的病理生理过程。

　　在了解了上述过程后，我们就能明白癫痫发作是有病理意义的，即是各种原因导致的神经细胞兴奋性增加和抑制活动的减弱；在完全正常生理状态下，是很少会发生这种情况的。尽管正常人群也可以发生癫痫，但并不代表脑内没有任何病理性的改变，至少说明存在短暂的生理功能紊乱。所以，对有癫痫发作的患者，哪怕发作频率非常稀少，我们也要进行随访。

心理因素对癫痫发作有关系吗？

　　一般认为，突然强烈的精神刺激或持久的内心矛盾冲突可引起精神失常或癔病发作，而人们对于精神刺激与癫痫发作的关系目前还缺乏足够的重视。

　　临床上我们常遇到一些儿童表现出典型的癫痫发作症状，但在询问病史和检查中找不到其他原因，就是某次强烈的精神刺激之后发作的。如突然被狗咬，从高处摔下（未伤及头部）、猝不及防的响声刺激、被毒打（非头部）、交通事故（未伤及头部）等等。我们认为这种情况不单是偶然的巧合，其中可能存在某种内在的联系，如突然强烈的刺激造成脑内神经递质的暂时失调，以后又形成固定的兴奋灶，引起癫痫反复发作。有时在临床上也遇到一些成人的癫痫发作，找不到其他病因，仅有受过强烈的精神刺激或有长期内心矛盾冲突等因素。我们认为这些因素也可能与癫痫发作有关。

癫痫患者中相当部分可能存在心理问题。一方面，癫痫的发病可能与患者的素质、性格有关；另一方面，临床观察也证明精神刺激常是癫痫的诱发因素之一，各种压力刺激确能诱发癫痫发作。此外，癫痫患者由于疾病迁延，常对治疗失去信心，产生自卑感和抑郁情绪，加之来自社会和家庭的不良刺激等均可能导致患者产生严重的心理障碍。因此对癫痫患者进行心理治疗是必要的。

总之，我们认为精神刺激有可能引起癫痫。因此，临床上遇有因精神刺激而出现发作性神经精神障碍时，不应仅想到癔病，应进行必要的检查，尤其是脑电图检查，详细询问发作情况，以免误诊。

癫痫好发于什么年龄，不同年龄的病因有何不同？

从临床发病年龄分析，癫痫可发生于任何年龄，年龄的不同与致病因素有关。一般认为，癫痫主要是在少年时代发病，随着年龄增长发病人数逐年减少，30岁以前发病者占66%，50岁以上发病者不及15%。癫痫不同发作类型的发病率有年龄依赖性。婴幼儿时期患癫痫主要是由于脑部结构性病变所致，如产伤、围产期损害，发热、外伤、先天性异常、脑炎等；2岁以下的常见病因有产伤、先天因素、代谢异常、维生素B_6缺乏、苯丙酮尿症、尿毒症等；2~10岁的常见病因有产伤、发热、血栓、外伤及各种脑部感染；10~18岁常见病因有外伤、先天性缺陷、感染；18~35岁常见病因有外伤、脑肿瘤、感染、代谢异常；35~55岁常见病因有脑肿瘤、外伤，脑血管疾病；55岁以上的老年人的病因以脑血管病、脑肿瘤、脑萎缩、外伤为多见。不同年龄阶段其发作类型也不一样，如婴儿痉挛仅见于婴儿期癫痫。典型失神发作虽然可能是持续终身的原发性全身性癫痫，但超出儿童期和青春期时很少见（图1）。

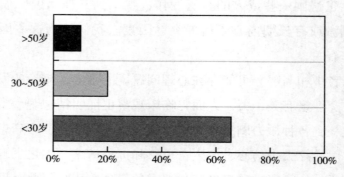

图1　癫痫好发于年龄小于30岁的人群，约占66%

癫痫的发生机制是什么？

癫痫发生首先源于大脑异常的病变，这种病变导致受累部位神经递质失衡和神经元兴奋性增加而异常放电；当抑制性神经元无法对其抑制时，异常的放电将扩布到整个大脑，导致意识丧失和癫痫的发作。

神经元异常放电及其扩布：神经元异常放电是癫痫的病变基础，而异常放电的原因系离子跨膜运动异常所致，后者的发生则与离子通道结构和功能异常有关。调控离子通道的神经递质或调质功能障碍又是引起离子通道功能异常的主要原因，离子通道蛋白和神经递质多数是以DNA为模板进行代谢的基因表型产物，因而其异常往往与基因的表达异常有关。

起步神经元的异常放电要变为成千上万神经元高度同步化放电就必须通过神经元间连接通道多方向扩布。神经元间的连接通道有直接和间接两大类，后一种连接方式称为突触连接，是人类神经元的主要连接方式。有研究表明，癫痫患者神经元突触有明显的功能异常，这种病态突触通过突触囊泡的快速循环再生，使正常情况下每秒仅能传播数次或数十次神经冲动的突触传递功能增加到每秒数十次到数百次，使痫样放电得以迅速扩布。

癫痫的发生机理至今尚未完全清楚，它涉及遗传、解剖、生理生化、病理生理及免疫的范围，目前比较统一的看法是：

（1）癫痫的发生是由遗传因素、脑内癫痫性病理改变和促发因素三者相互结合所产生的，任何一个单独的因素都不可能导致癫痫发生。

（2）脑神经元的膜电位不稳定，惊厥阈值下降并出现异常放电是癫痫发作的实质。

（3）每次的癫痫发作都包含起动、发作性放电的维持与扩展，发作性放电的抑制这3个不同而连续的病理生理过程。在这个过程中，脑内钠、钾、钙、氯等离子的传导，兴奋性神经递质（如谷氨酸、天门冬氨酸）及抑制性神经递质（如γ-氨基丁酸）均起重要作用。

为什么说癫痫是人脑功能失常的疾病？

脑是人的重要器官之一。脑的重量占体重的2.5%~3%，但是，脑部的耗氧量在安静状态下约占全身的20%，供血量占心输出量的15%~20%，24小时的耗氧量约72升。脑部的供血量为每分钟750~1000ml，大脑皮质的供血量为白质的3~4倍。这样一个庞大的需氧器官，又没有能量储备的功能，因此在全身性疾病引起的缺血缺氧的情况下最易受累。如冠心病、先天性心脏病、心肌病、心肌炎，尤其是在并发心律失常及心力衰竭时，可有癫痫发作的表现，如阿-斯氏综合征。

在慢性支气管炎、肺气肿、肺不张、哮喘、肺水肿、肺栓塞及肺炎、呼吸肌麻痹所致的呼吸衰竭时，肺通气及换气的能力下降，血氧饱和度降低，二氧化碳潴留，导致缺氧及高碳酸血症，影响脑部的代谢，使患者产生抽搐及意识障碍。

另外，如药物中毒、有害气体中毒、窒息、休克及严重贫血等均可引起脑部缺氧，出现癫痫发作。

癫痫的主要发病部位在哪里?

癫痫多有固定病灶,构成病灶的神经细胞突然同时、同步高频放电,当这种放电波及一定脑区或整个脑时就引起发作。因病灶部位及波及的区域不同,所以才有不同的癫痫类型。不同病灶部位所导致的癫痫各不相同:异常电流的传播被局限在某一脑区内,临床上就表现为局灶性发作;痫性放电波及双侧脑部则出现全面性癫痫;异常放电在边缘系统扩散,可引起局灶性继发全面性发作;放电传到丘脑神经元被抑制,则出现失神发作。

在癫痫灶的形成机制中,兴奋性神经递质及受体的作用也是至关重要的。在颞叶癫痫患者手术中发现癫痫发放部位的谷氨酸、天门冬氨酸及甘氨酸浓度增高,动物模型中谷氨酸及天门冬氨酸的合成及释放增强,天门冬氨酸受体活性增高。放射自显影、电生理及生物化学均证实在遗传性或获得性癫痫患者脑中兴奋性氨基酸受体增多或活性增强,尤其是天门冬氨酸受体在癫痫的机制中起关键作用。激动天门冬氨酸受体产生神经同步性发放,天门冬氨酸受体拮抗剂可阻断多种实验性癫痫发放的产生和扩散。癫痫性病灶的形成是上述机制综合的结果,没有任何一种神经递质或受体起主导作用。

癫痫发作对人健康有什么影响?

癫痫是一种慢性病,发作特别是大发作时看起来令人十分害怕,有时可引起外伤;长时间发作或反复多次发作引起脑缺氧,造成脑损害,损害智力。多数人对有关癫痫的基本知识没有进一步了解,或完全不了解癫痫是怎么回事,并且对癫痫患者有偏见,使他们学习、就业、成家、工作等都受影响。所以,一般患癫痫的人都不愿意让人知道,或者患儿家人不愿让别人或患儿自己知道患有癫痫病。我们应积极向群众宣传有关癫痫的科普知识,消除社会对癫痫患者的偏见,平等对待他们。

癫痫在长期发作未控制时对人健康的危害主要有以下几点：

（1）脑功能的损害：癫痫每发作一次，脑细胞就损害一次。癫痫对人体的危害最重要的是对大脑的损伤，使脑细胞缺氧、水肿，也可加重脑细胞的损伤导致记忆力下降、性格改变、反应迟钝。长期的癫痫反复发作，患者的智能会下降，最后逐渐丧失工作能力，甚至生活能力。

（2）意外伤亡：癫痫发作是不论时间、地点、环境又不能自我控制的，发作时常突然倒地，容易出现摔伤、烫伤、溺水和交通事故。由于发病的突然性，在某些特殊环境中如高空作业、开车途中、游泳时有可能出现意外。

（3）精神创伤：癫痫病经常发作给患者就业、婚姻、家庭生活均带来影响，因而癫痫患者精神活动较压抑，身心健康受到很大影响。

只要坚持长期正规治疗、控制发作，就能最大限度地减少以上这些危害，使癫痫患者能回归家庭、回归社会。

睡眠对癫痫发作有影响吗？

睡眠对于癫痫的影响是显著的，二者之间相互作用、密切相关。癫痫发作对于睡眠结构、睡眠效率等具有显著的影响，同样睡眠觉醒周期也影响癫痫的发作。在癫痫群体中，至少有25%的患者发作与睡眠有关。睡眠相关性癫痫是指那些在睡眠期发作或睡眠期间更容易发作的癫痫。无论是何种原因所致的癫痫，不规律的睡眠–觉醒周期或睡眠不足等睡眠障碍，都可能成为睡眠相关性癫痫的促发因素。

癫痫患者存在睡眠障碍时，由于睡眠障碍能够降低癫痫发作阈值，可能引起癫痫发作的次数增加，因此对于睡眠障碍应当进行必要的药物治疗。镇静催眠药物既可治疗某些类型的睡眠障碍，又可以协同治疗癫痫患者的睡眠障碍。另外，对于癫痫患儿的睡眠，特别要注意保证充足，晚上不要熬夜，养成每日按时睡眠的良好习惯，因为睡眠不足是一个常见诱发癫痫的因素。如果有条件，癫痫患儿中午最好能午睡。并且，还要注意睡眠姿势，使患儿养成仰卧或侧卧的习惯，尽量避免俯卧睡姿，特别是夜间发作频繁的患儿更应避免。

有多少人为癫痫所困扰？

癫痫患病率是指凡是一生中患过癫痫（不管是否已被控制均包括在内）的人数占群体人数的比例，其地区差异很大，如欧洲是5‰~7‰，日本3‰~5‰，美国5‰~10‰。据我国1982年至1983年对6个城市中6万多人调查情况显示：癫痫患病率为4.6‰，80%左右的癫痫患者的起病年龄在20岁以前。癫痫发病率是指每年每10万人口中有多少新发现的癫痫患者。癫痫发病率在不同的地区和民族是不一样的，国外一般在5‰~15‰，比较多的报告为在7‰左右，可能在发达国家癫痫的发病率低一点，在发展中国家和落后的地区发病率高一点。主要是由于落后的地区脑损伤疾病多一些，很多的脑损伤疾病可以引起继发性的癫痫发作。

癫痫病是一种世界性常见病、多发病。据WHO统计，目前全球共有癫痫患者约5000万人，其中80%的人在发展中国家。癫痫发病率近年在中国呈上升趋势，2000年的抽样调查中表明癫痫发病率约为7‰。国外报道数字每年为人口的17/10万至50/10万。根据国内最新的统计数字，癫痫的发病率为每年28.8/10万，患病率为6.8‰，所以我国约有900万癫痫患者，活动性癫痫患者600万，且还以每年45万的新患者数增长，其中难治性癫痫占20%~30%（120万~130万人）。因此世界上每年会出现150万癫痫新患者，我国每年也有近30万人患此病。在发病人群中，男女比例为（1.15~1.7）：1。不同年龄癫痫的发病率不同，1~10岁发病率最高，特别是1岁以内为著。10~19岁发病率稍低，以后均较低，但60岁以后又有所增加。无论在发达国家还是在发展中国家，癫痫都是一项重要的公共卫生问题。

癫痫如何分类？

癫痫的分类非常复杂，通常依据发作时的临床表现和脑电图特征进行综合分类，以下是参考2017年国际抗癫痫联盟分类结合国内实际情况的分类法（图2）。

1.局灶性起源的发作，根据发作时是否存在意识障碍而分为局灶性发作伴意识障碍及局灶性发作不伴意识障碍这两种。不伴有意识障碍是指痫样发作过程中对自我以及周围环境有认知。痫样发作过程中的任何阶段有意识障碍，都属于局灶性发作伴意识障碍。根据痫样发作最初突出的症状，局灶性发作可分为：运动性发作和非运动性发作（除行为终止）。这两种分类方法的角度不同，是否有意识障碍是以行为学为基础，而起始发作症状是运动性还是非运动性则是以解剖学为基础的。

（1）局灶性运动性发作：指痫样发作起始症状以运动症状明显，比如局部肢体抽动，多见于一侧眼睑、口角、手指或足趾，也可涉及一侧面部或一个肢体远端。

（2）局灶性非运动性发作：指痫样发作起始症状以非运动症状为主，如以躯体感觉症状明显，包括局部刺痛、麻木或发展为感觉性Jackson癫痫；以自主神经发作症状明显时，表现为烦渴，头痛，上腹痛，脸红或苍白，出汗，竖毛，瞳孔散大；也可以精神性发作明显，如语言困难，曾相识症，梦游状态，时间感失真，情感障碍包括恐惧、愤怒、错觉、幻觉。

（3）局灶性进展为双侧强直阵挛发作：脑电图改变快速发展为全面异常。

2.全面性起源的发作：分为全面性运动性发作和全面性非运动性发作。

（1）全面性运动性发作，其中全面性强直-阵挛发作（GTCS）也称大发作，是最常见的发作类型之一，以发作性意识丧失和全身对称性抽搐为特征，始发于任何年龄，但发病高峰在1岁和14~17岁，发作频度1日数次至数年1次，一般发作1~3分钟后自行停止。发作可分三期：a.强直期：患者突然意识丧失，跌倒在地，全身骨骼肌呈持续性收缩；上睑抬起，眼球上窜，喉部痉挛，发出叫声；口先强张，而后突闭，可能咬破舌尖；颈部和躯干先屈曲而后反张，上肢先上举后旋再变为内收前旋，下肢自屈曲转变为强烈伸直，强直期持续10~20秒后，在肢端出现细微的震颤。b. 阵挛期：震颤幅度增大并延及全身成为间歇性痉挛，即进入阵挛期；每次痉挛都继有短促的肌张力松弛，阵挛频率由快变慢，松弛期逐渐延长，本期持续30秒~1分钟；最后一次强烈阵挛后，抽搐突然终止，所有肌肉松弛。在以上两期中可见心率加快，血压升高，汗液、唾液和支气管分泌物增多，瞳孔扩大等自主神经征象；亦可见呼吸暂时中断，皮肤自苍白转为发绀，瞳孔散大，对光及深、浅反射消失，病理反射阳性。c. 惊厥后期：阵挛期以后尚有短暂的强直痉挛，造成牙关紧闭和大小便失禁；呼吸首先恢复，心率、血压、瞳孔等恢复正常，肌张力松弛，意识逐渐苏醒，自发作开始至意识恢复历时5~10分钟；清醒后常感到头昏、头痛、全身酸痛和疲乏无力，对抽搐过程全无记忆；不少患者发作后进入昏睡，个别患者在完全清醒前有自动症或暴怒、惊恐等情感反应。强直期脑电图为逐渐增强的弥漫性10Hz波；阵挛期为逐渐变慢的弥漫性慢波，附有间歇发作的成群棘波；惊厥后期呈低平记录。部分患者发作前可有头昏、头痛、肢体麻木、无力、胸闷等症状，数秒至数十秒后进入强直期，此阶段称为先兆期。

（2）全面性非运动性发作，即失神发作，典型失神发作通常称为"小发作"。表现为意识短暂丧失，停止当时的活动，呼之不应，两眼瞪视不动，状如"愣神"，持续3~15秒，无先兆和局部症状；可伴有简单的自动性动作，如擦鼻、咀嚼、吞咽等，一般不会跌倒，手中持物可能坠落，事后对发作全无记忆，每日可发作数次至数百次；发作脑电图呈双侧对称3Hz棘-慢波或多棘-慢波，发作间期也可有同样的或较短的阵发活动，背景波形正常。

3. 不明起源的发作：仅用于临床医生确认是痫样发作，但是由于各种原因：如患者睡着了，患者一个人，或者观察者被分散了精力没有观察到痫样发作的起始症状，导致临床医生无法进一步分类的痫样发作。

4.无法分类的发作

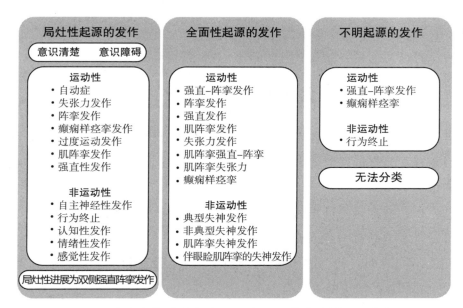

图2　癫痫发作的分类（2017年国际抗癫痫联盟分类）

为什么说体内激素水平的异常与癫痫发生密切相关？

癫痫放电或抗癫痫药可不同程度影响癫痫患者激素水平。痫样放电可直接影响下丘脑-垂体轴，影响激素的合成和分泌，尤以性激素和皮质激素明显。抗癫痫药可能直接影响或通过神经递质间接影响丘脑-垂体轴，或通过影响激素的代谢，改变激素的结合蛋白水平以及抑制激素合成等多种机制影响性激素或甲状腺激素水平；但不影响体内基础的皮质激素水平。

癫痫与体内激素的研究主要集中在对女性患者中。女性患者的慢性癫痫发作，72%有固定的时间关系，月经前或月经时发作增多，而排卵期发作减少，这主要与女性月经周期内雌激素、孕激素的变化有关。神经和内分泌是人体主要的两大调节系统，神经调节控制机体的各部位，使各系统成为一个整体；内分泌则通过激素来协调人体的整体机能。两大系统存在不能分割的内在联系。有关专家证明，雌激素有致癫痫作用，而雄激素有对抗作用。因此月经前后雌激素分泌多，故易引起发作；而排卵期（黄体期）孕激素分泌相对增加，故发作相对减少。

女性的月经周期对癫痫发作有影响吗？

许多育龄妇女的癫痫发作在月经来潮前或月经期加重。一些患者的发作只出现在月经前或月经期，称之为月经性癫痫。月经加重发作在症状性癫痫中更为突出，那些已经有频繁发作者，或有月经前紧张者更可能在月经前发作，或在月经性出血时发作。月经与癫痫发作之间的联系可见于单纯部分性、复杂部分性及全身强直-阵挛性发作，但不同类型发作和月经周期的不同时期有关。这与月经周期中体内雌激素和孕激素的水平变化，以及抗痫药血药浓度的变化有关。

一般认为，雌激素可能增加对发作的敏感性，引起月经期癫痫的发作，而孕激素可以增加抑制性神经递质的活性，使神经细胞的兴奋性下降，从而起到抑制发作的作用。从月经前期开始，雌激素和孕激素的比值逐渐上升，孕激素水平急剧下降，故此阶段为发作高峰期。月经来潮后10天，孕激素水平达高峰，雌激素和孕激素的比值下降，故此阶段为发作期的低谷期。目前的研究表明，月经性癫痫的发作多出现于月经前3天至月经早期的7天内，其机理为黄体期相对缺乏孕激素，而非雌激素过剩。抗痫药物的代谢也随月经周期变化，体内激素水平影响抗痫药的血药浓度可能下降50%或更多。月经来潮后第7天到下一次来潮前5天，血药浓度水平可上升。此外，许多妇女在月经期前出现手足肿胀以及体重增加，这种体内的水钠潴留，也可能是月经期癫痫发作的原因之一。

女性的妊娠对癫痫发作有影响吗？

癫痫妇女在怀孕时，癫痫发作频率不会改变者占半数，发作减少者

15%，而35%则会有发作增加的现象。癫痫患者怀孕后，发作频率增加，原因有三：其一，妇女怀孕后常产生一种矛盾的心理，总害怕该病会遗传给下一代，由于孕妇往往有妊娠反应、精神不振、偏食、营养不良等，再遇事不顺心即可诱发病症。其二，怀孕后怕所服药物的毒副作用损害自己及胎儿，部分患者自作主张改变服药的剂量、时间和种类，甚至停药，以致疾病复发或发作加剧。其三，妇女怀孕后液体潴留，药物在肝内代谢加快，胎儿组织和胎盘容量增加，导致抗癫痫药物血清浓度降低。具体发作次数与发作严重程度增加与否，与怀孕前癫痫控制的程度密切相关。为此妊娠期间必须继续服用抗痫药物，但值得注意的是，妊娠期间抗痫药一定要按医生的规定服用。

患者孕前可到有关的癫痫专科进行咨询，了解相关的知识。首先，孕妇应该认识到，妊娠中的癫痫发作是可以控制的，癫痫遗传给后代的可能性是很小的。抗癫痫药物可能会对胎儿产生不良的影响，但癫痫发作次数的增加对母婴影响更大，因此抗癫痫药物绝对不能随便减量或停用。除少数在计划怀孕前发作已停止多年、辅助检查已没有异常的患者，可在受孕前逐渐减少或停用抗癫痫药物外，大多数患者在受孕前和妊娠期应继续抗癫痫药物的治疗，因为妊娠期的发作，特别是强直—阵挛发作，有可能造成母体外伤，导致流产或其他对胎儿的损伤。其次，应依据患者的发作类型，选择控制发作效果最好的药物，最好使用单药低剂量治疗，以控制发作，减少胎儿畸形率。患者应在医生的监护下长期坚持服药，绝对不能随便更改方案；在生育前一个月，抗癫痫药物的剂量应在医生指导下适当增加，以使生育时癫痫发作及癫痫持续状态的可能性减少。此外，妊娠期患者还应补充足量的维生素、微量元素和叶酸，保证充足的营养和睡眠，尽量避免服用其他的药物，禁止饮酒和吸烟。此外，保持积极乐观向上的心情，对癫痫的控制也很重要。

癫痫会影响生育功能吗？

癫痫患者能不能生儿育女，这是许多患者及家属关心的问题。有的患者结婚后盼望有小孩，又怕有小孩。其原因是担心癫痫影响生育，另外也担心生下的孩子患有癫痫。根据目前临床观察认为癫痫不影响生育，而癫痫患者婚后不能生育，也不是癫痫本身所导致的，应该从其他方面找原因。少数怀疑存在基因缺陷的患者，在做了相应的遗传咨询检查后，若确认基因有问题，则不能生育孩子。

对于癫痫是否由遗传因素引起，以何种方式遗传，患者子女被遗传的危险性有多大等问题，准确回答很困难。但是流行病学调查证实，原发性癫痫家族发病率高于普通人群，而且继发性癫痫的家族发病率亦高于普通人群，原发性癫痫家族发病率高于继发性癫痫的家族发病率。目前，我国尚无明确规定禁止特发性癫痫患者结婚，但为了提高我国的人口素质，我们建议：

（1）禁止近亲结婚，特别是男女双方均是原发性癫痫的近亲患者；双方均属于原发性癫痫患者，即使不是近亲，也应考虑另选对象，尽量不要结婚，更不要生育；癫痫患者应避免与有癫痫家族史的非癫痫成员结婚；两个癫痫家系的非癫痫成员也应慎重婚配。

（2）劝阻双方均患特发性癫痫的人结婚，如已结婚的应禁止生育。

（3）单纯为继发因素所致的癫痫不会遗传，对结婚没有什么限制。

虽然癫痫有一定的遗传性，但只限于少数患者。怀孕前若经过医生的指导，并做一些必要的检查，大多数患者可以正常生育，且不会给后代带来灾难。事实上，癫痫患者能像正常人一样享受生活，拥有爱情和美满的婚姻，这是他们的权利。

癫痫患者哺乳需要注意哪些问题？

正在服用抗癫痫药物的妇女，其乳汁中必然含有一定量的抗癫痫药物，但一般而言，新生儿母乳喂养是安全的。因为胎儿已经在子宫内接触了抗癫痫药物10个月，体内已产生代谢抗癫痫药物的相关酶，且母乳中抗癫痫药物的浓度也较血清中明显为低。但接受笨巴比妥或扑痫酮治疗的母亲要谨慎采取母乳喂养，因为药物可能造成新生儿嗜睡。当新生儿吸乳中熟睡或吸乳入睡醒后又饥饿时，应停止母乳喂养。

当然，有些问题仍是需要注意的：①避免使用那些哺乳期禁用的抗癫痫药（如卡马西平、氨基烯酸及唑尼沙胺）。②抗癫痫药使用剂量应在常规剂量之内，不可随意加大剂量。③由于个体差异，有少数服用苯妥英钠或丙戊酸钠的母亲乳汁中可能药量稍大，哺乳后可引起婴儿易激惹、睡眠不良及体重减轻等现象，此时可在不影响母亲癫痫治疗的情况下适当减小剂量，这有助于减轻婴儿症状，合用维生素 B6 也有所帮助。

因此，妇女在哺乳期，特别是哺乳初期，最好不要服用毒副作用较强的抗癫痫药。如果担心出现较严重的发作，在用药时一定要慎重选择。如果有可能出现较严重的发作，也不能不服药。此时就需停止母乳喂养，并有计划地将母亲和婴儿隔离。这样，既保证了婴儿不受抗痫药的伤害，也可保证出现发作时不给婴儿带来危险。

因此，有了孩子后是否哺乳要慎重考虑。尽管母乳中可能存在一些抗癫痫药物，但一般来讲不影响婴儿的健康，而且母乳喂养又有很多益处。如发现婴儿明显比正常婴儿睡眠时间长，就要咨询医生或采用人工喂养办法。

什么是子痫？

子痫是一种产科急症，一旦发生，母儿并发症及死亡率明显增加，故应特别重视，采取紧急处理。子痫是指妊娠24周以后，或正值分娩，或分娩后一两天内，孕妇忽然发生颈项强直，牙关紧闭，眼睛上视，口吐白沫，四肢抽搐，不省人事，少时自醒，醒后复发的病症，又称妊娠痫证。子痫的症状包括：血压超过160/110mmHg，尿蛋白 ++ 以上，水肿程度不等，出现头痛、眼花等自觉症状，严重者抽搐、昏迷。若出现头晕、头痛、视觉障碍、上腹不适、胸闷及恶心呕吐等，表示颅内病变进一步发展。此时血压多在160/110mmHg以上，水肿更重、尿少、尿蛋白增多，随时可能发生抽搐，应积极治疗，防止发生子痫。少数患者病情进展迅速，子痫前期症状可并不显著，常骤然发生抽搐，发生时间多在孕晚期及临产前，少数在产时，更少的还可在产后24小时内发生。

抗癫痫药物对胎儿有什么影响？

事实上所有抗癫痫药的致畸作用都不是很大，但也没有绝对安全及没有致畸作用的药物。胎儿出现畸形的原因复杂，涉及诸多方面，绝对不是单一因素所致。我们应该了解，一般人群所孕育的子代也会出现畸形，其概率为2%~3%，而癫痫妇女后代的畸形率为4%~6%。导致胎儿缺陷的原因是多方面的，癫痫病本身、妊娠期的癫痫发作、抗癫痫药物及孕妇的遗传易感性等，均是胎儿产生畸形的因素。因此出现胎儿畸形，不能简单地归结为抗癫痫药物的致畸作用。对于大多数癫痫患者来说，妊娠期仍需要继续服用抗癫痫药物治疗，90%以上服用抗癫痫药物的妇女，所生育的孩子是完全正常的。

妊娠期的抗癫痫药物有哪些致畸效应？在妊娠的前3个月内用过抗癫痫药物的母亲，其孩子可能出现一些畸形。最常见的抗痫药物易致畸形是面部发育异常，如唇腭裂，发生率为正常人群的10倍；先天性心脏病、指趾发育不良、骨骼和中枢神经系统发育不良（如神经管缺损）、胃肠道及泌尿系统畸形等，其发生率比正常人群高2~3倍。

对于大多数的癫痫患者来说，妊娠期仍需要继续抗痫药物的治疗。要防止胎儿发生畸形，必须从受孕前就采取一些相应的保护措施，一直贯穿整个妊娠期，所以妊娠期最好坚持单药治疗，做好产前检查，控制发作，维持较高血浓度的叶酸。抗癫痫药物的致畸性与使用的剂量有一定的相关性，多药联合使用，致畸效应明显增加。迄今为止，没有任何一种抗痫药在妊娠期使用是完全安全的。有些患癫痫的母亲只考虑吃药对胎儿不好，而盲目减药停药，导致频繁的癫痫大发作，反而对胎儿造成了更大的伤害。药物的副作用固然可怕，但在医生的指导之下，可以通过调整药物的种类和剂量而避免抗癫痫药物的致畸作用。因此，防止影响胎儿的正确方法是及时找专科医生咨询，在没有发作或很少发作的前提下尽量减少抗癫痫药物的用量。一般认为胚胎发育早期的3~8周最为重要，缺氧和药物可能对胚胎造成损害。尤其是癫痫大发作可能造成胎儿的缺氧，危害极为严重。因此，妊娠早期如有癫痫大发作的孕妇应考虑终止妊娠。非痉挛性的发作一般危害不大。大部分妊娠早期的癫痫大发作均是由于患者擅自减药停药所致。另外，对胎儿的影响主要来自母亲，癫痫的父亲一般不必有所顾虑。

目前还没有任何一种抗痫药对胎儿是完全安全的，所以选用的药物应该依据患者的发作类型，选用控制发作效果好且相对致畸作用小的药物。同时孕妇还需要补充足量的维生素和叶酸；保证充足的营养和睡眠，尽量避免服用其他的药物；禁止饮酒；保持一个愉快、健康的心态。药物仅仅是致畸的一个方面。父母亲的健康状况以及怀孕期间的癫痫发作也是造成这种危险性的重要因素。在医生的指导下，采取多种防御措施可降低新生儿畸形的发生。

女性癫痫患者如何选择生育时机？

癫痫患者何时生育也是个值得认真对待的问题。一般认为癫痫患者在发作完全控制数年，抗癫痫药物逐渐减掉后再生育为好。因为男女双方无论哪一方服用抗癫痫药，都可能引起胎儿畸形。另一方面，女性患者如发作未能控制而怀孕，可因频繁的发作而引起全身缺氧，进而造成胎儿缺氧，影响胎儿发育，甚至导致流产。所以癫痫患者在癫痫发作被有效控制之前不宜生育。

癫痫妇女最好受孕时机为癫痫已获控制，2~5年无发作或发作极少，考虑停药后。然而大多数患者在受孕和妊娠期仍然需要抗癫痫药物的治疗。因为妊娠期的发作，特别是全面性发作，有可能造成母体外伤，导致流产或造成胎儿的宫内缺氧及其他损伤。如仍需服药的可选用单一药物低剂量治疗，尽量避免使用苯妥英钠、丙戊酸盐类等致畸性较高的药物，避免多药联合应用。癫痫药物对胎儿的影响，主要在怀孕初期的前3个月，所以女性癫痫患者在准备怀孕前，要预先和主治医师讨论，并按期监测血中抗癫痫药物的浓度并调整至最低有效剂量。怀孕期间患者要认真记录癫痫发作日记，定期到癫痫专病门诊随访，让医生了解癫痫发作的情况，以及时调整用药，减少发作，控制癫痫，减少、减轻癫痫发作对胎儿的不良影响。孕期癫痫患者更应该注意调节自己的情绪，当遇到困难或疑问时，及时得到医生的专业指导是非常重要的。

如此之后，95%罹患癫痫的孕妇都会生下正常健康的婴儿。所以一旦证实已经怀孕，癫痫女性无须过于忧虑，就用幸福愉悦的心情准备新生命的降临吧！

什么是热性惊厥，它的特征如何？

热性惊厥又称高热惊厥，是指5岁以内的小儿在中枢神经系统以外的感染中，体温在38℃以上的发热时所出现的惊厥。男孩多于女孩，1~3岁以内发生的最多。我国有5%~6%的小儿发生过高热惊厥。热性惊厥的发作与发热性疾病中体温骤然升高有关，目前不主张将其诊断为癫痫。热性惊厥70%以上与上呼吸道感染有关，其他伴发于出疹性疾病、中耳炎、下呼吸道感染或急性细菌性痢疾等疾病。主要临床表现为：发作多在原发疾病初期体温骤然升高时，主要呈全身性强直–阵挛发作，表现为意识丧失、牙关紧闭、颜面发绀、四肢抽动，持续数秒至10分钟，可伴有发作后短暂嗜睡。极少数呈失张力发作，无先兆。75%的患儿在同一次热性疾病过程中只1次发作，20%可有2次，仅少数达3次或更多次发作。惊厥发作后，大多患儿在数分钟内清醒，不遗留神经系统异常体征。脑电图检查：有热性惊厥发作后有20%~60%的患儿脑电图背景活动中见到非特异性慢波活动增多，它们大多在1周前后自然消失。发作后患儿除原发疾病表现外，一切恢复正常。不留任何神经系统体征。大约50%患儿会在今后发热疾病中，再次或多次惊厥发作。少数热性惊厥呈不典型性，称复杂性热性惊厥，如热性惊厥持续时间长、反复频繁发作、局灶性发作等。热性惊厥不是癫痫，但它的发作形式仍是一种痫样发作，并且一部分复杂性热性惊厥的患儿可转化为癫痫。新的癫痫和癫痫综合征分类已将高热惊厥列入癫痫的一种特殊综合征。但一般临床上仍将其视为独立的疾病单元。

大多数患儿愈后良好，热性惊厥一般不影响智力，对脑的也损害不大，所以人们对此不太重视。但值得提醒大家的是，并不是所有的热性惊厥预后都好，也有一少部分最后发展为癫痫，尤其是复杂性热性惊厥患儿。故对热性惊厥患儿，一方面发热时控制体温，可应用镇静药避免反复惊厥，另一方面要注意预防，检查脑电图，积极到医院就诊。

热性惊厥转变为癫痫的概率大吗？

热性惊厥患儿比一般儿童的癫痫发生率高3~6倍，以后的癫痫类型以大发作多见，亦可有小发作或精神运动性发作。准确地预测某一热性惊厥能否出现后遗症、是否会变为癫痫，有一定困难。但根据一些危险因素进行估计是有一定帮助的。

若热性惊厥首次发作是单纯性的，且惊厥前神经系统正常，则癫痫的发生率为1%；在热性惊厥前已有神经系统异常或为复杂性热性惊厥，则癫痫发生率为2%~3%；若热性惊厥前神经系统已有异常而且为复杂性发作，则癫痫的发生率为9%。并且有报道指出，热性惊厥患儿如有围产期异常，当转变为癫痫时往往是全面性发作。而另一些热性惊厥的小儿，其惊厥时间长、反复发作或局限性发作，以后转变为癫痫时，往往表现为精神运动型癫痫。当热性惊厥患儿出现以下危险因素时，预示转变为癫痫的概率增高。

（1）复杂性热性惊厥，发作时间长约15分钟，局限性发作，低于38℃时发作，一次热病连续发作。

（2）热性惊厥多次复发。

（3）热性惊厥前有神经系统异常、发育异常、智力低下或围产期异常。

（4）首次发作在1岁以内。

（5）家中有癫痫或热性惊厥史。

总之热性惊厥一般预后良好，仅有极少部分患者可转变为癫痫，留有后遗症，其发生率为热性惊厥的2%~7%。热性惊厥患儿应着重预防，避免发热。发热时酌情服抗癫痫药以免日后转变成癫痫或造成不可逆性脑损伤。

癫痫可以治疗吗？

癫痫是一种复杂、发作不确定的常见神经系统疾病，临床上可有短暂的运动、感觉、意识、行为、自主神经系统等不同障碍，或兼有之。常见的癫痫大发作的症状为突然丧失意识、摔倒在地、四肢抽搐、口吐白沫。正规治疗是使癫痫患者摆脱疾病的唯一途径。85%左右的患者可通过正规治疗在5年内使癫痫发作得到缓解，其中50%可完全停药。药物治疗无效的难治性癫痫患者中有一部分可以通过手术治愈。所谓药物的正规治疗，简单地说就是早期诊断，根据癫痫类型准确选择药物，确定最佳治疗用药量后长期规则服用，不能随意中断，待发作有效控制后才可缓慢减药或停药。与其他疾病不同，癫痫治疗起来不能达到立竿见影的效果，而需要长期耐心的药物治疗和定期的随访。

癫痫有30余个临床发作类型，不同发作类型癫痫的治疗和预后不同，目前还没有一种药物能治疗所有类型的癫痫。患了癫痫病后，一定要到正规专科医院就诊，完成必要的辅助检查，如脑电图、头颅CT、核磁共振等，确诊以后才能给予有效的药物治疗。癫痫的治疗多主张单药治疗，从小剂量开始，逐渐增加剂量；如单药无效，可考虑换用另一种抗癫痫药物；如确实认为一种药物对该患者无效或副作用过大，需要更换另一种药物时，须逐渐替换。

抗癫痫药物治疗是一个漫长的过程，患者必须持之以恒，坚持不间断和有规律地服药，以保证血药浓度处于有效范围内，以维持疗效。不正规服药往往是不能控制发作的主要原因。抗癫痫药物治疗一般不需要辅助治疗的食品和药物，不要过分相信补药和所谓的健脑药，一些有兴奋作用的补药可能会诱发癫痫发作，贻误病情。因此，凡是用药都应在医生的指导下进行。

目前在癫痫治疗中还存在很多误区，比如轻信广告、滥用中药、滥行外科治疗等。专家提醒癫痫患者一定要到正规医院接受治疗。癫痫治疗的目的不仅要完全控制癫痫发作，还要使患者获得较高的生活质量或回归社会，其中正规治疗是使癫痫治愈或控制痫样发作、减少药物不良反应的最重要的手段。

癫痫可以治愈吗？

癫痫是否可以治愈是患者及其家属都十分关注的问题。总体来说新诊断的癫痫患者，如经过正规治疗，约70%的患者发作是可以得到控制的，其中50%~60%的患者经2~5年的治疗可以痊愈，只有30%的难治性癫痫病患者，需要一种以上的抗癫痫药物联合应用或需进行神经外科手术。可惜的是，目前接受正规治疗的患者太少了。在我国900多万癫痫病患者中，有600多万患者没有得到正规治疗，致使病情反复发作。由于相关知识的匮乏，患者常因担心副作用而停药，因症状好转而随意停药，因害怕被人歧视而停药等，使得癫痫病患者越来越多。

除了患者本身的原因外，当前癫痫治疗中存在的问题还包括：

（1）不重视根据癫痫发作类型选用抗癫痫药物：目前国内不太重视发作类型及综合征的判断，这就失去了正确选用抗癫痫药物的基础。有时即使正确判断了发作类型，但有的医生时常习惯于对任何类型的发作都选用一种抗癫痫药物，这不但不能提高疗效，有时还会使发作加重。

（2）不合理的多药治疗：如果一种药物治疗确实无效，就应换用另一种抗痫药物单药治疗，仍无效时才考虑多药治疗。多药联合应用最好不超过3种，而且应采用合理的多药联合治疗。

（3）频繁换药、不正规服药：这是癫痫治疗非常避讳的。到目前为止对癫痫还没有根治的药物，只有长期规则用药才能保持稳态有效浓度，控制发作。

（4）突然停药：这是一种非常危险的不正规治疗行为，突然停药的后果往往不单单是癫痫复发，还会导致癫痫持续状态，甚至威胁生命。

总之，癫痫并非不治之症，也非几天就能治愈的简单病症，要想做到真正意义上的治愈癫痫，就必须重视癫痫的正规治疗。正规治疗可使70%~80%的患者完全控制发作，进而提高生活质量走向社会。

癫痫患者为什么要合理饮食？

癫痫的治疗是一个慢性过程，在日常生活中，患者应遵守一定的饮食原则。

（1）饮食要有规律性：保证每日三餐定时定量。

（2）饮食多样化：癫痫患者饮食原则上与常人无异，尽可能做到食品多样化，多吃富有营养、易于消化的食物，如面食、瘦肉、鸡蛋、鱼、牛奶、新鲜蔬菜、水果等，尤其应多食用豆类等含高蛋白质和含磷脂丰富的食品，有助于脑功能的恢复和减少发作次数。对一些刺激性很大的食物，如辣椒、葱、蒜，则以少吃为好，否则不利于疾病的康复。

（3）切勿暴饮暴食：要注意饮食有节，克服偏食、异食、暴饮、暴食、饥饱不均等习惯，尤其是儿童，因其饮食过量往往可以诱发癫痫发作。过度饥饿使血糖水平降低，低血糖往往诱发癫痫发作，而过饱后血糖水平会快速升高，体内胰岛素分泌增加，加速葡萄糖代谢，血糖水平先高后低，波动很大，也会诱发癫痫；暴饮暴食、过度饮水使胃部过度牵张，也容易诱发癫痫。当患者腹泻、呕吐，大量失液后，应及时补充水分和电解质以维持水及电解质平衡，避免诱发癫痫。

（4）平时可多吃酸性食物：研究表明，食物对原发性癫痫有一定的影响，碱性食物能诱发癫痫，酸性食物则能抑制癫痫发作（指原发性癫痫）。因此，患者平时宜吃酸性食物，如花生、核桃、猪肉、牛肉、鱼、虾、蛋类等。

（5）要控制水和盐的摄入：癫痫易在体内积蓄水分过多的情况下发病，

研究认为癫痫发作是从脑中心——间脑这个部位开始的，刺激间脑即可引起癫痫发作。间脑是人体水液的调节中枢，大量的液体食物和盐分进入体内，会加重间脑负担，从而导致癫痫发作。所以，癫痫患者应尽量少吃水和盐，包括果汁、可乐、西瓜、咸菜、咸鱼、咸肉等。

（6）控制烟酒饮料：香烟中的尼古丁对脑和血管的舒缩有明显的影响，同样可诱发癫痫，故癫痫患者不能抽烟。饮酒可使神经系统高度兴奋，并使癫痫灶阈值降低，容易诱发癫痫。饮料中如茶、咖啡、可乐等或多或少的含有中枢兴奋性物质，使抗发作能力降低而诱发癫痫，所以注意刺激性饮料应淡一些，而且要适量。

（7）注意药物的不利因素：抗癫痫药能引起维生素K、叶酸、维生素D和钙、镁等物质的缺乏。维生素K和血液凝固有关，缺乏时易引起出血。新鲜蔬菜、豆油和蛋黄中含有大量的维生素K。维生素D、钙、镁与骨骼、牙齿的生长有关，并且钙缺乏易加重发作。所以儿童期应供给充足的维生素D、钙和镁。鱼类、蛋类、动物肝脏、豆制品、牛奶中含有丰富的钙和维生素D。叶酸缺乏也与癫痫发作增加有关，动物肾脏、牛肉、绿色蔬菜中均含有叶酸，但烹饪时间不宜过长，以免破坏过多。维生素B6和γ-氨基丁酸的生成有关。米、麦糠、牛肝、鱼类中含有大量的维生素B6。

总之，癫痫患者在生活中要不断总结，根据自身特点合理安排饮食，全面均衡营养。

癫痫是否影响正常寿命，在生活中要注意些什么？

癫痫是一种慢性脑功能障碍性疾病，如不及时有效地进行治疗，可迁延数年，甚至终生发作，从而对患者的身体、精神、婚姻、工作、学习及社会地位、经济等造成一定影响。但是一般而言，癫痫病对寿命没有大的影响。癫痫本身很少造成死亡，而癫痫发作引起的意外伤害则并不少见，人们往往把意外事故引起的死亡归结为对寿命有影响，这是不正确的。值得注意的是，癫痫持续状态可引起患者死亡，这种情况往往由于突然停药及其他原因引起。发作时的窒息及吸入性肺炎、骨折、脱臼等，也有一定的危险性，但比较少见。由于服用抗癫痫药物引起死亡的仅是个别的。

患者的死亡多是由于癫痫发作或癫痫持续状态造成意外，那么患者在日常生活中有哪些需要注意的？

（1）外出：癫痫发作往往突然发生，所以患者不应驾驶汽车，骑自行车时应严格遵守交通规则。步行时应尽量走人行便道。家长教育和管理儿童玩耍要远离水边、公路和铁路。养成较为正常的生活习惯。

（2）就业：癫痫患者不应选择的工作有飞机、机动车驾驶，高空作业，近水作业，围绕重型机械作业，电工，消防作业，直接接触强酸、强碱、剧毒物品等有危险的工作。特别是不宜选择癫痫发作时可能危害他人健康的职业，如外科医生、警察及救护人员等。各种兵种都严禁癫痫患者入伍。

（3）避免饮用过浓的饮料：适当地饮用茶、咖啡、可乐等饮料，没有促发癫痫发作的危险，但大量饮用或饮用太浓的茶、咖啡同样可诱发癫痫。因为这些饮料中或多或少地含有中枢兴奋性物质，使发作阈值降低、诱发癫痫发作。所以，应注意刺激性饮料浓度要淡一些，并要适量。

（4）戒烟戒酒：香烟中的尼古丁对脑血管的舒缩有明显影响，由此看来，癫痫患者不应抽烟。酒和癫痫发作有明显的关系，长期大量饮酒可直接产生酒精中毒性癫痫。癫痫患者饮酒有百害而无一利，不少患者都有饮酒后诱发癫痫的经历。一个对酒精敏感的患者，也许一杯啤酒就可诱发癫痫。

从整个癫痫患者的群体来看，患者只要养成较为正常的生活习惯，癫痫本身并不影响寿命的长短。个别病例有猝死可能但查不到原因，推测可能与突然严重的颅内压增高、急性肾上腺功能不足、自主神经功能瘫痪、脑干功能急性丧失引起呼吸或血循环障碍有关。由上可知，癫痫对于寿命没有直接的影响，但存在着间接的影响，要注意治疗。

癫痫会复发吗？

很多朋友来看门诊的时候都会提到这个问题，癫痫到底会不会复发。

要回答这个问题并不容易，不能一概而论。癫痫是否会复发取决于两大原因。首先也最为重要的就是癫痫的原因和类型。所有的癫痫都是有原因的。我们所说的原发性癫痫并不等同于完全没有病因的癫痫，而是我们目前的检查手段尚不足以发现脑部细微的病变或基因水平的异常。癫痫的原因和类型直接关乎着患者的预后和复发率。有脑部器质性病变的癫痫复发率比没有器质性病变的癫痫复发率普遍为高，脑部病变越严重，复发率就越高。例如，儿童典型的失神癫痫、儿童良性中央区癫痫、儿童枕叶癫痫预后比较好；随着年龄增长大多能痊愈，复发率很低。从病因学角度来讲，这些癫痫大多没有严重的脑部器质性病变。而婴儿痉挛综合征或Lennox-Gastaut综合征是由于存在脑部器质性病变，所以这两种疾病预后不良，癫痫复发率很高，很难控制。再如，脑部良性肿瘤如脑膜瘤患者如果摘除肿瘤，癫痫复发率大大降低，但也有少数经常复发的患者。而胶质瘤导致的癫痫即使去除肿瘤，也有复发的患者，原因在于胶质瘤潜在的恶性特征。所以，明确癫痫的原因对确定癫痫的预后和复发至关重要。其次，癫痫是否复发取决于治疗的及时和正规程度；当然，这是基于癫痫不同原因基础上的。及时、科学、合理的治疗能够降低癫痫复发的概率。其中一部分的患者经过合理、科学的治疗后逐渐停药。癫痫能够治愈，大多见于不具有严重脑部病变的原发性癫痫患者。如果不科学、合理用药，或不在医师指导下调整用药，擅自增减药量甚至停药，癫痫很容易复发，甚至可以诱发癫痫持续状态。所以，有必要提醒广大癫痫患者采取合理、正规的治疗，切勿相信所谓"民间偏方"。

有人说，全面性发作的癫痫较严重而局灶性发作的癫痫较轻，这种说法正确吗？

这种说法并不正确。尽管全面性发作的时候场景比较"恐怖"：患者跌倒在地，口吐白沫，大小便失禁；而局灶性发作相对较为"轻松"：有的患者可以没有意识丧失，仅表现为肢体抽动阵挛。全面性发作和局灶性发作仅仅是癫痫的类型，并不完全能反映癫痫的严重程度。从发作"短时效应"上讲，全面性发作危险性较大，因为它较局灶性发作更容易造成意外伤害，如跌伤，撞伤，舌咬伤等，所以有癫痫的患者应尽量不从事驾驶和高空作业等工作；除此之外，两种癫痫类型很少导致患者猝死。从"长时效应"来讲，也就是从癫痫预后角度来讲，全面性发作并不一定比局灶性发作预后差，这还是取决于癫痫的原因。全面性发作的患者如果没有明显的脑部病变则预后较好，甚至可以痊愈。例如，属于全面性发作范畴中的儿童失神癫痫预后就非常良好，大多能够自愈。而局灶性发作的患者，如有明确的脑部病变的，例如颞叶海马硬化导致的复杂局灶性发作、脑炎导致的局灶性发作持续状态大多容易转变成为难治性癫痫而预后不良。

所以，不能单凭癫痫发作类型判断癫痫的预后和严重程度，还要结合癫痫的原因，即有无脑部器质性病变的基础。

病因篇

- ◆ 癫痫有遗传倾向吗?
- ◆ 癫痫患者的直系亲属患癫痫的危险性有多大?
- ◆ 先天性疾病和遗传性疾病一样吗?
- ◆ 有哪些先天性疾病可能导致癫痫发生?
- ◆ 有哪些遗传性疾病与癫痫发生有关系?
- ◆ ……

癫痫有遗传倾向吗?

临床医生经常会被问到:"癫痫是否会遗传?"由于癫痫病因繁多、发作类型各异,因此很难给予每一位患者准确的回答。需要根据患者的家族史、发作类型、发病年龄和脑电图综合判断,给予患者初步回答,而基因及染色体检查的结果才能对上述问题给出较为肯定的答案。

近几年的研究证实与遗传因素有关的癫痫和癫痫综合征约占癫痫患者总数的40%,现已确定70余种基因突变与癫痫有关,与染色体异常有关的一些癫痫和癫痫综合征也已明确。

不同癫痫类型可有不同的遗传方式。许多癫痫类型属于多基因遗传,癫痫发作有的属于单基因遗传病的一个症状,有的属于常染色体显性遗传,表认为上下代直系亲属中都有人患癫痫;而常染色体隐性遗传表认为父母均无癫痫,但上代有病例;还有X性连锁隐性遗传,女性是携带者,不发病,但其儿子有可能发病。

简而言之,遗传是癫痫发病的主要内因,从胚胎开始到发病前各个方面的因素对脑所造成的伤害则是癫痫发病的主要外因。

癫痫患者的直系亲属患癫痫的危险性有多大?

迄今,有关癫痫患者直系亲属发病危险性的研究并不多,一般为2.4%~4.3%,比普通人群高3~4倍。但是如有下列情况时癫痫患者后代的发病率显著增加:

(1)患者首次癫痫发作的年龄很小。

(2)患者的父亲、母亲或兄弟姐妹也是癫痫患者。

(3)夫妻两人均为癫痫患者,其后代发生癫痫的危险性高达6%。

(4)癫痫患者的后代行脑电图检查发现有多棘波、棘慢波。

看了上述解释或许会有读者问:如果我的哥哥(姐姐、弟弟、妹妹)患有癫痫,我是否也会患病?这个问题从专业角度看就是问癫痫患者的旁系亲属（血亲）发病危险性。对癫痫患者的家系分析和流行病学调查表明，特发性癫痫和继发性癫痫的亲属，其癫痫患病率都明显高于普通人群，而特发性癫痫亲属患病率远远高于继发性癫痫亲属，与患者血缘关系越近，患病率越高。下列各项对粗略估计兄弟姐妹发生癫痫的危险性有一定帮助（括号中数值为兄弟姐妹患病率）：

（1）患者患癫痫之前有热性惊厥病史（9%）

（2）患者有特发性癫痫和广泛棘-慢复合波脑电图表现（5%）

（3）除上述脑电图变化外，还有光诱发反应和（或）多灶棘波（8%）

（4）双亲之一和患者为特发性癫痫（8%）

（5）双亲之一和患者为特发性癫痫且有广泛棘-慢复合波脑电图表现（8%）

（6）有特发性癫痫和广泛棘-慢复合波脑电图表现，同胞中有类似脑电图表现（12%）

（7）患者脑电图有多灶性棘波（15%）

先天性疾病和遗传性疾病一样吗？

遗传性疾病不应与先天性疾病等同看待。先天性疾病泛指个体出生后即表现出来的疾病。如果主要表现为形态结构异常，则称为先天畸形。遗传性疾病简称遗传病，指生殖细胞或受精卵的遗传物质（染色体和基因）异常所引起的疾病，通常具有上代往下代传递的特征。大多数遗传病都是先天的，出生前致病基因已经表达。而某些疾病在出生后并不表现，当发育到一定年龄时基因才表达，如成年型多囊肾病、脊髓小脑性共济失调、亨廷顿舞蹈病，虽然成年后才发病，但确实是遗传病。先天性疾病一部分也是遗传病，但也有某些先天性疾病是在子宫中获得的，如风疹病毒感染引起的某些先天性心脏病，药物引起的畸形等。

据估计，先天性疾病中，已肯定主要为遗传因素引起的仅占10%左右，主要在子宫中或产程中后天获得的也仅约占10%，尚不能分清（包括遗传与环境因素共同作用）的约占80%。

有哪些先天性疾病可能导致癫痫发生？

　　许多先天性疾病可导致癫痫发生，而中枢神经系统先天性异常是导致癫痫的常见原因。常见的有无脑回、巨脑回、微小脑回、神经元异位症、脑穿通畸形、巨脑症和脑小症。此外，胼胝体发育不全、单一脑室症、透明隔缺损或囊肿等中线结构异常，也可诱发癫痫，且多伴有精神发育障碍。常见的疾病及特点如下：

　　（1）神经管闭合障碍：该病可引起中枢神经系统多种畸形，其中最易引起癫痫发作的是丘脑下部错构瘤，患者常表现为痴笑性癫痫发作，还常伴有性早熟。

　　（2）脑回形成障碍：常见的有无脑回、巨脑回及微小脑回畸形，早期即可出现癫痫发作，还可伴有发育迟滞。

　　（3）神经元异位：又称灰质异位，临床上表现为癫痫、智力低下或神经系统损害的其他症状。

　　（4）脑裂畸形：临床上可有轻偏瘫、癫痫及精神发育迟滞。

　　（5）先天性外侧裂周围综合征：头颅MRI可见外侧裂增大、周围皮质增厚等表现。临床上除有癫痫发作外，还可有认知缺陷和不同程度的神经系统损害。

　　（6）胼胝体发育不全：与胚胎早期感染或缺血等因素有关，通常合并有其他脑发育异常，如脑裂畸形、神经元异位等。

　　（7）视–隔发育不全：患者除癫痫外可有视神经发育不全的眼部症状，包括视觉活动减少、色盲、眼震等；部分患者还可有垂体功能障碍等。

　　（8）脑穿通畸形：与胚胎期脑组织破坏和局部脑组织缺失有关，颅内形成囊肿，与脑室和（或）蛛网膜下腔相通。

　　当然，这些疾病并不是非常常见，也要通过脑部影像学检查并由专业神经科医生判别。此外，这些疾病所导致的癫痫，由于存在脑部不可逆的病灶，癫痫的预后通常不良，时常有复发的情况发生。

有哪些遗传性疾病与癫痫发生有关系？

遗传性疾病是指遗传物质（染色体和基因）缺陷所致的一类疾病。遗传性疾病侵犯到中枢神经系统就可能引起癫痫，其中以遗传代谢病居多。遗传代谢病包括氨基酸和有机酸代谢病、尿素循环病、生物素酶缺乏、B族维生素缺乏、Alpers综合征、过氧化体病等等。简而言之，许多遗传代谢病都可以引起中枢神经系统损害，导致癫痫。而遗传代谢病往往在新生儿期和婴幼儿期起病，因此对于这一年龄阶段原因不明的癫痫发作要警惕遗传代谢病的可能。

此外，一些神经系统遗传性疾病也可导致癫痫，常见的有遗传性共济失调、家族性基底节钙化、亨廷顿病等，但这都要专业的神经科医师去诊断和鉴别。

癫痫的发病与基因的关系如何？

现在很多人都热衷于谈基因，事实上，很多疾病与基因水平的异常确实有关系。但基因与癫痫的关系到底如何呢？

国内外大量的研究资料显示癫痫发病具有遗传性，癫痫患者的亲属患病率较普通人群明显升高，血缘关系越近，遗传因素越高。即使是继发性癫痫，其近亲中癫痫患病率较普通人群也高得多。随着科技进步，研究提示基因异常是40%以上癫痫患者的病因，9种常见全身性癫痫基因被克隆出来，141种单基因遗传性疾病有癫痫发作。不仅原发性癫痫与基因表达异常有关，而且症状性癫痫的发生也被证明有基因基础，1000种以上的基因突变与癫痫发作的易感性有关，这些表达异常的基因分布在脑的发育、神经元变性、神经环路重建、能量代谢、离子通道等多个环节，从分子、细胞、神经元可塑性方面构成了癫痫的基因机制。

举几个例子，所谓特发性癫痫，其实就是脑内没有找到明确病灶的癫痫种类，但其中大部分都与基因水平的异常有关。这些基因水平的异常或是突变，导致其所编码的离子通道功能障碍（我们在"诊断和鉴别诊断篇"中会讲到离子通道病）而导致癫痫发作。良性家族性新生儿惊厥和良性家族性婴儿惊厥就是编码钾离子通道的基因突变所造成的；特发性全面性癫痫是由于编码氯离子通道的基因突变所致。还有很多种类的癫痫，尽管没有找到突变基因所编码的蛋白，但突变基因的位点均已被克隆。

癫痫是否有家族聚集性倾向？

早在19世纪70年代末就有学者提出遗传因素是原发性癫痫的主要原因，学术界经过70多年的争论，最终发现不仅特发性癫痫家族发病率显著高于普通人群，继发性癫痫的家族发病率也明显高于普通人群。此外，特发性癫痫的家族发病率远远高于继发性癫痫，且一级亲属显著高于二、三级亲属。

目前有研究发现癫痫患者一级亲属的患病率为1%~5%，是普通人群的2~10倍，说明癫痫存在遗传倾向，有明显的家族聚集性。

妊娠期感染与未来新生儿癫痫有关联吗？

所谓新生儿癫痫是指新生儿出生28天以内出现癫痫发作。新生儿癫痫的病因多与产伤、脑缺氧、脑缺血及低钙、低血糖、颅内感染、先天性代谢紊乱等有关。那么妊娠期感染与新生儿癫痫有关联吗？近年来越来越多的流行病学研究给出了肯定的答案。最新的一项研究发现在胎儿期暴露于母体各种感染（如膀胱炎、肾盂肾炎、腹泻、上呼吸道感染、阴道酵母菌感染、风疹病毒或巨细胞病毒感染等）的新生儿患癫痫的危险增加，所以做好孕妇的产前保健工作，增加孕妇抵抗力，以最低程度减少产前感染

（尤其是呼吸道感染）对于预防新生儿有重要的作用。但孕妇产前发生各种感染的概率并不低，此时也不必要过分紧张，及时、有效地去医院治疗也能够有效地避免新生儿癫痫发生。

新生儿癫痫发作的常见病因有哪些？

新生儿癫痫的发病率为1.5%~3%，在出生后前3天是发病第一高峰，第4~14天是第二高峰。临床表现为肢体突然抖动或出现特殊姿势、身体僵硬、呼吸暂停、双眼上翻和口角抽动等。引起新生儿癫痫的病因很多，主要分为脑先天发育畸形和围生期脑损伤两大类原因。据统计，合并脑先天发育畸形或产伤的新生儿癫痫发病率高达25%。

脑先天发育畸形是由于胚胎在发育过程中神经系统受缺氧等有害因素影响，从而发生先天性颅脑穿通畸形、脑积水、大脑皮质发育不全等畸形，最终导致新生儿癫痫发作。

围生期脑损伤分产前、分娩和产后因素三种。产前因素有胎儿脑发育异常，胎儿脑血管闭塞，产前胎儿感染，母亲在孕期服用激素、麻醉品、酒精等致胎儿先天性代谢缺陷，以及母亲孕期患病，遗传性惊厥。分娩时因素有各类产伤，胎儿颅内或颅外感染，孕妇难产时不慎把麻醉药注射在小儿头皮上。产后因素有代谢紊乱、产后感染、颅内出血、缺氧缺血性脑病，其中以胎儿宫内窒息是导致新生儿癫痫最常见的病因，其次是代谢异常和产伤。

什么叫症状性癫痫或继发性癫痫？

癫痫的病因极其复杂，主要分为特发性癫痫、症状性癫痫、隐源性癫痫以及状态关联性癫痫发作。

症状性癫痫又名继发性癫痫，是指痫性发作继发于其他疾病，癫痫仅是其病的一个症状，故称为症状性癫痫，是各种明确的或可能的中枢神系统病变影响结构或功能等，如染色体异常、局灶性或弥漫性脑部疾病，以及某些系统性疾病所致。

产伤、新生儿窒息、脑发育不良、脑血管畸形、脑积水、脑外伤、脑膜炎、脑脓肿、脑囊虫、脑肿瘤、脑血管意外等以及许多内科系统疾病均可导致癫痫发作。

除了上述潜在的疾病外，许多药物也可引起或诱发癫痫，这种情况同样属于症状性癫痫范畴，医学上称为药源性癫痫。能引起癫痫发作的药物很多，最常见的有静脉注射青霉素、胰岛素、苯乙双胍、利多卡因等，也可见于应用抗精神病药，抗肿瘤药物，镇痛剂，兴奋剂，氨茶碱，激素等。因此对于有脑部病史者应该尽量避免使用诱发癫痫的药物；无脑部病史者，使用抗精神病药物时也不宜突然改变剂量。

为什么说20岁以后首次发作的患者要警惕继发性癫痫？

60%~80%原发性癫痫患者的发病年龄在20岁以前，其中大部分原因为先天发育异常或基因异常。而20岁以后起病的癫痫要警惕有其他病因导致癫痫发作，即所谓继发性或症状性癫痫。研究发现成人期（21~35岁）引起癫痫的病因与儿童时期明显不同，主要为外伤、肿瘤、感染；中年期（36~55岁）主要为肿瘤、外伤、动脉硬化；老年期（>55岁）主要为动脉硬化、肿瘤。所以，20岁以后首发的癫痫患者要到正规的医院进行检查，尤其要做头颅影像学的检查，明确癫痫原因。

颅脑外伤对癫痫发生有影响吗？

颅脑外伤可导致癫痫发作，医学上称之为创伤性癫痫或外伤后癫痫，属于症状性癫痫范畴。该病的发生机制目前尚不完全清楚，一些专家认为脑损伤后可出现一系列生化、电生理及脑结构的改变，导致癫痫灶的形成。按其外伤后起病时间及发病机制的不同可分为早期和晚期两类，以伤后的1

周为分期界限。外伤后癫痫发生时间一般有3个高峰即：伤后1个月、半年和1年。绝大多数病例首次癫痫发作出现于伤后3年内，5年以上无发作者，出现发作的机会则极小。

发生于伤后1周内的癫痫发作称早期癫痫发作，属于诱发性发作，其中1/3发生在伤后1小时内，1/3发生在伤后24小时内，1/3发生在伤后2~7天，病因可能包括颅内出血、凹陷骨折刺激、脑损伤愈合和继发脑损伤等，这些诱发因素消失后，癫痫发作也随之消失，因此不构成癫痫的疾病诊断。

晚期癫痫发作出现于伤后1周至数年，一般属于非诱发性发作，此类癫痫多为脑组织瘢痕形成、脑萎缩及颅内并发症（如血肿、脑脓肿等）所致。发病率与颅脑损伤类型密切相关，一般认为火器贯通伤为33%~50%、开放性脑损伤为20%~50%、闭合性损伤为1%~5%。由于这些病损持续存在，成为癫痫反复发作的诱因，因此可以构成癫痫的疾病诊断。

脑肿瘤会导致癫痫发作吗？

早在1882年，神经病学界大名鼎鼎的Jakson教授就报道了一例40岁男性，患癫痫12年，发作时有肢体抽动和言语含糊，在死后的尸检中被发现其癫痫病是由脑肿瘤引起的。至此，人们才认识到中枢神经系统的肿瘤是癫痫的一个重要病因，但是肿瘤引起癫痫发作的机制就目前而言尚处于探索阶段。现有的研究认为可能与下列机制有关：皮质发育不良、神经元特征及其生化改变、海马硬化、血管异常、含铁血红素沉积、机械压迫、点燃效应等。

脑肿瘤患者中有1/3以上在发病过程中有癫痫发作症状，也就是说在脑肿瘤的其他典型症状如头痛、呕吐、视盘水肿、神经系统体征（如半身麻木，无力等）出现前的2~3年，甚至5~10年，就只有癫痫一个症状。至于发生持续性癫痫或以持续性癫痫起病者，脑肿瘤也较其他原因引起者多见。

癫痫的发生与脑肿瘤的类型和发生部位有关。一般来说，生长在大脑前半部、靠近大脑皮层的肿瘤易发生癫痫；生长缓慢，呈膨胀性生长的肿瘤（如少突胶质细胞瘤、星形细胞瘤、脑膜瘤等）则癫痫发生率较高。

原发性癫痫多起病于20岁前，尤以儿童多见，因此成年期起病的癫痫必须警惕由肿瘤引起的继发性癫痫的可能。尽早地进行头颅CT或MRI等影像学检查，对于脑肿瘤的早期发现与治疗至关重要。

脑内寄生虫感染与癫痫发作的关联如何？

脑内寄生虫感染与癫痫发作密切相关，是症状性癫痫（又称继发性癫痫）的常见病因之一。常见的脑寄生虫病有脑囊虫病、脑包虫病、脑血吸虫病、脑肺吸虫病、脑弓形虫病、脑旋毛虫病、脑型疟疾等。其中在我国北方最易引起癫痫发作的为脑囊虫病，在南方则为脑血吸虫病。

脑囊虫病系猪囊尾蚴寄生于脑内引起的一种疾病，在我国以东北、华北地区多见，西北地区及云南省次之，长江以南少见。经由多种途径进入胃的绦虫卵，在十二指肠中孵化成囊尾蚴，钻入肠壁经肠系膜静脉进入体循环和脉络膜而进入脑实质、蛛网膜下腔和脑室系统，引起各种损害。癫痫常是该病的首发症状或唯一症状，发生率高达60~80%。发作类型有多样性、易变性（易变性指的是脑囊虫病引起的癫痫类型、频率、强度及发作和持续的时间变化很大、很快；可以为局灶性发作继发为"大发作"甚至变成癫痫持续状态，个别病例进而出现一过性偏瘫、失语或失明），常以局灶性发作或"大发作"为主，可频繁发作，该病的治疗以抗寄生虫为主，根据不同发作类型选用抗癫痫药物。需要注意的是初用抗囊虫西药（如吡喹酮等）后，原无癫痫者可出现癫痫、原有癫痫者可在用药后的一段时间内（多在第一疗程内）发作频繁或加重。这是由于囊虫被杀死后囊泡肿胀，激素和异性蛋白释放所引起的刺激性症状。患者及家属对于上述病情加重的情况应保持冷静，与主管医师及时交流沟通病情并且坚持抗寄生虫治疗及抗癫痫治疗。由于此病近年有所增加，病情不容忽视。

脑血吸虫病多由日本血吸虫引起，多见于男性青壮年，中枢神经系统症状可在感染血吸虫数周至数年后发生。可分为急性型和慢性型：急性型多在感染数周后爆发起病，可表现为发热、头痛、意识模糊、嗜睡、昏迷、部分性或全身性癫痫发作。慢性型则在感染后数年发病，多数慢性型的患者可表现为癫痫发作，发作类型以局灶性发作最常见，其次为全身性强直-阵挛发作（俗称大发作）及局灶性发作伴意识障碍。

脑炎是否会引起癫痫发作？

严格讲不单是脑炎，脑脊髓炎、脑膜炎、脑膜脑炎都可引起癫痫发作，上述这些感染统称为中枢神经系统感染。前文已经提到过，癫痫是一组由于脑神经元突然、间歇性、过度异常放电所引起短暂大脑功能失调的慢性疾病，具有突然发生、反复发作的特点。按照病因学分类，癫痫可分为特发性和症状性两类，症状性癫痫可由许多疾病引起，其中中枢神经系统感染是导致癫痫发作的常见原因之一。中枢神经系统（CNS）感染是指各种生物性病原体，包括病毒，细菌，真菌，寄生虫等侵犯中枢神经系统实质、被膜及血管等引起的急性或慢性炎症性（或非炎症性）疾病。

有研究认为中枢神经系统感染的患者发生癫痫的风险比正常人群至少高7倍，癫痫常常是病毒性脑炎，细菌性脑脊髓膜炎，脑脓肿等疾病的后遗症之一。

内科疾病会导致癫痫发作吗？

某些内科系统疾病可能会伴随脑损伤，出现癫痫发作。某些器官或系统性疾病可能会以痫性发作为首发症状，甚至出现癫痫大发作、癫痫持续状态或难治性癫痫。常见的可导致痫性发作的内科疾病主要有系统性红斑狼疮、甲状旁腺功能低下、糖尿病等，下面简单介绍一下上述疾病的机制、癫痫的发作类型和时间。

系统性红斑狼疮是机体免疫功能紊乱所致的多系统疾病，90%患者为女性，所有患者中约50%累及中枢神经系统，出现器质性脑功能障碍，癫痫发作则是其突出的特征之一。该病可引起多种类型的痫性发作，如全身强直-阵挛性发作、局灶性发作、肌阵挛性发作等。发作可出现在疾病的各个不同时期。

甲状旁腺功能低下属于内分泌疾病，可分为原发性和继发性，该病的病因很多，在继发性类型中引起癫痫发作的原因主要是手术或感染后甲状旁腺功能降低。该病出现癫痫发作的比例高达30%~70%，主要表现为全身强直-阵挛性发作、局灶性发作、失神发作和非惊厥癫痫状态。该病引起的痫性发作可出现在其他症状前数年甚至数十年。

糖尿病是常见的代谢性疾病，其典型的症状是多尿、多饮、多食与体重减轻。但是目前越来越多的研究表明糖尿病与癫痫存在一定的联系。根据不同的临床资料研究结果提示，若不加处理，大约有25%的非酮症性糖尿病患者会出现不同类型的癫痫发作。其发生机制可能与疾病导致神经细胞内脱水，酶活性改变，细胞内外间隙电解质失衡和糖代谢中间产物积聚，影响脑细胞的功能有关。上述原因可导致许多严重的中枢神经系统损害，激发脑神经元异常放电而引起癫痫发作。临床上常以局灶性运动性发作为多见，其次还有大发作和持续状态等。癫痫发作可作为非酮症糖尿病早期唯一表现，也可出现在糖尿病多饮、多尿等症状后，或在糖尿病未得到满意控制时。另外，在糖尿病的治疗过程中易出现低血糖反应，同样易诱发局灶性癫痫发作和出现认知、语言功能障碍，使病情加重。

药物会诱发癫痫发作吗？

在前面的章节中已经提到过许多药物也可引起或诱发癫痫，这种情况同样属于症状性癫痫范畴，医学上称为药源性癫痫。可以诱发癫痫发作的药主要有以下几类：

（1）喹诺酮类：包括氟哌酸（诺氟沙星）、环丙氟哌酸（环丙沙星）、左氧氟沙星等。其中环丙沙星引起中枢神经系统毒副作用的发生率为0.4%~2.2%。主要为头晕、头痛、焦虑、震颤、嗜睡、精神错乱、失眠、幻觉、癫痫等。有学者发现用环丙沙星治疗引起突发性严重惊厥，是该药在脑内阻断了抗癫痫药物与受体结合，直接导致神经中毒所致。最近研究证明，喹诺酮类药物可抑制脑内抑制性递质γ-氨基丁酸（GABA）与受体部位结合，而使中枢神经系统兴奋性增高，导致痉挛和诱发癫痫。因此，建议有癫痫病史的患者都慎用此类药物。

（2）糖皮质激素：包括醋酸可的松、醋酸氢化可的松、醋酸泼尼松（醋酸可的松）、地塞米松（氟美松）、倍他米松这些药物可诱发精神症状，长期大量使用可导致欣快、激动、失眠，个别可诱发精神疾病，儿童能够引起惊厥。

（3）异烟肼：该药是最常见的抗结核药物之一，对结核分枝杆菌有高度的选择性，作用力强，具有杀菌作用。癫痫患者需慎用异烟肼，如用药剂量过大或用药时间长，可引起神经系统的不良反应，表现为四肢麻木、灼痛、刺痛、失眠、肌颤、诱发惊厥。其机制与异烟肼和维生素B_6相似而竞争同一酶系或两者结合成腙后由尿排出，导致维生素B_6缺乏有关，可用维生素B_6防治。

（4）三环类抗抑郁药：包括丙米嗪、阿米替林、马普替林、哌甲酯等。这类药物有一定的兴奋作用，大剂量或较长时间应用时可引起惊厥或诱发癫痫发作。丙米嗪禁用于癫痫患者，其他三环类抗抑郁药亦要慎用。

（5）抗胆碱酯酶药：溴化新斯的林、甲基硫酸新斯的明、氢溴酸加兰他敏，属于易逆性抗胆碱酯酶药，主要通过抑制胆碱酯酶、乙酰胆碱蓄积而呈现M样及N样作用。可引起肌肉震颤，诱发癫痫发作，故应禁用。

（6）驱虫药肠虫清（阿苯达唑）为高效、广谱、低毒肠道驱虫药，对线虫、吸虫、绦虫均有效，但因易诱发癫痫发作故对癫痫患者应忌用。

另外，对于有脑部疾病史者应该尽量避免使用有致痫作用的药物；无脑部病变史者，使用抗精神病药物时不宜突然改变剂量。

不同的病因对癫痫的预后有不同影响吗？

癫痫的预后与发作类型、病因、发作频率、治疗是否及时合理以及发病年龄等多种因素都有关系。其中病因是影响癫痫预后及复发的重要因素，有明确病因的迟发症状性发作比未发现病因的发作更容易复发。一般认为脑外伤，尤其是严重的脑外伤（颅内出血、脑挫伤、硬膜撕裂、记忆或意识丧失超过24小时）的症状性癫痫预后不佳。由火器穿通伤引起的癫痫是复发危险性最高的外伤后癫痫。良性脑肿瘤如脑膜瘤诱发的癫痫，如能将原发灶切除，预后良好；而潜在恶性的肿瘤如神经胶质细胞瘤由于肿瘤本身复发率高，癫痫发作也不易控制。另外，一些与先天性神经功能缺损（如结节性硬化、畸形、脑瘫等）有关的癫痫发作预后往往不佳。婴儿痉挛征的预后不好，有20%患儿死亡，存活者90%会有精神运动发育障碍或出现其他类型发作。Lennox-Gastaut综合征的预后也很差，抗癫痫药物治疗只能使不到10%患儿的发作得到控制。有些癫痫综合征预后颇好，甚至能够自愈，这我们会在下面的篇幅中一一讲述的。

癫痫有哪些诱发因素？

对于癫痫患者，机体内、外环境暂时性变化，有时可造成发作阈值一过性降低而诱发癫痫，我们将这些因素称为癫痫的诱发因素。其主要包括以下因素：一次大量饮水、过度换气，睡眠剥夺、过重的体力劳动、过度紧张的脑力劳动、剧烈的体育运动，饥饿性低血糖、过饱，某些有致痫作用的药物、突然撤出抗癫痫药物，饮酒、喝浓茶，食用含大量咖啡因的食品（如巧克力），精神紧张、感伤、忧愁、情感冲动，感冒、发热，女性患者月经期，以及各种一过性代谢紊乱和过敏反应等都能诱发患者发作。其中某些因素可特异诱发某种类型的发作，如过度换气对于失神发作、过度饮水对于强直阵挛发作、闪光对于肌阵挛发作有诱发作用。

电视和视频游戏对癫痫发作有影响，也属于诱因吗？

的确，电视和视频游戏可以诱发癫痫。前文已经提到过，许多因素可以诱发癫痫，而其中有一些特定条件，如闪光、音乐、心算、阅读、书写、下棋、玩牌、沐浴、刷牙、跑步和外界刺激等引起的癫痫统称为反射性癫痫。反射性癫痫是由特异性或非特异性刺激，通过丘脑-皮质系统的激活，反射性地引起癫痫发作，临床上多表现为强直-阵挛发作、肌阵挛发作、强直性发作等，这我们会在"诊断篇"中详细讲述。

（1）非特异性刺激诱发因素所致发作：这类病例常因生理因素、环境因素和性腺功能的影响而诱发癫痫。如有些妇女在经前期的发作较平时频繁，或在经期、妊娠期间发作，而有些患者的发作与睡眠-觉醒周期有关，或仅在白天，或仅在夜间发作，或仅在睡眠中、晨醒时发作。其他因素如高热、饮酒、过度换气、代谢紊乱、睡眠不足等，均可引起某些癫痫患者发病。

（2）特异性刺激诱发因素所致发作：对于个别患者来讲，有时仅某种特别因素才能促成发作，此类刺激大多属于感觉刺激。

常见的有：①视觉刺激：如由光源强刺激、闪光刺激等引起的发作（称光敏性癫痫）。临床上做脑电图检查时，就是利用这种原理，对受检查者进行刺激，以期诱发癫痫，从而为临床诊断提供依据。②听觉刺激。③躯体感觉刺激：即身体某部位受到触觉、温度觉或关节运动觉的刺激而引起发作。④精神感觉刺激：如强烈情感刺激、惊吓等；⑤内脏感觉刺激：如进食后胃的牵张感、腹胀、咳嗽、憋尿、心慌、牙痛、性交等。

（3）高级心理活动诱发性癫痫：是反射性癫痫的特殊类型，其诱因不是单纯的视、听或某种特殊刺激，而是包括阅读、书写、绘画、计算、下棋、玩牌等复杂的高级心理活动。

（4）自我诱发性癫痫：即患者常采取某一固定的刺激方式，对自己进行刺激以引起发作。

（5）条件反射性癫痫：即联想诱发因素就能导致发作，如一小孩因被狗咬伤而引起发作，那么以后每当他想起狗咬的情景，甚至见到狗时即马上出现癫痫发作。应当提出的是，对这种发作，临床上没有理想的药物，只有将患者经常暴露在刺激的环境中，让患者逐渐适应该刺激，以达到治疗的目的。

长时间打麻将会诱发癫痫吗？

或许读者朋友曾经听说过因熬夜打麻将而突发"中风"的事情。但肯定很少有人听说过有健康成年人（没有头部外伤史、没有脑中风病史、没有脑膜炎病史，也没有其他身体疾病，更没有家族史）因连夜打麻将，就在打得太高兴时突然手脚抽搐、眼睛上翻、牙关紧闭、意识丧失，其实这就是癫痫发作，属于反射性癫痫范畴，医学上又称为"麻将癫痫"患者通常只在打麻将时癫痫才会发作。

"麻将癫痫"是一种少见的反射性癫痫综合征。麻将是一种高度认知的游戏，涉及大量脑部信息的处理和输出，包括记忆、集中力、计算、推理、策略、连续思考计划、考虑多重方案及做出决定等，而在这些过程中患者的思考、视觉刺激及自身活动均能导致发作。研究显示，虽然麻将游戏过程中，玩家过分紧张或疲劳亦对癫痫发作有影响，但从其脑部扫描和其他身体状况来看，这种癫痫是一种独立类别的癫痫，其发作机制与其他反射性癫痫不同。除此之外，同样需要"动脑筋"的活动，如象棋、纸牌游戏、国际象棋和进行复杂计算、画图或复制几何图像等，亦能触发反射性癫痫。

对于绝大多数"麻将癫痫"而言，药物治疗效果欠佳，避免打麻将或观看可能是最佳的治疗方法。

有人说，儿童癫痫预后好，成人发生癫痫多不能痊愈，这种说法正确吗？

影响癫痫预后的因素很多，比如说起病年龄、发作类型、发作频率、原发或继发、病程等。①起病年龄：通常10岁以前发病缓解率高，但1岁以前发病的癫痫患者其缓解率明显低于1~9岁发病者；20岁以后发病者自发缓解率低；②发作类型：全身性强直-阵挛发作和失神发作缓解率高；③发作频率：发作频率越低预后越好，缓解率越高；④原发性或继发性：通常原发性癫痫的缓解率优于继发性癫痫，良性脑肿瘤引起的继发性癫痫若能及时去除病因，亦可缓解；癫痫综合征的缓解率因不同病因而不定；⑤病程：病程越短预后越好。

所以，不能武断地说儿童癫痫预后就是好，而成人癫痫多不能痊愈。儿童期起病的某些癫痫类型，如良性枕叶癫痫、良性中央区癫痫、良性婴儿肌阵挛性癫痫等即使不用药物治疗，也可以自行缓解。但是另有一些癫痫在婴幼儿或儿童期起病，如婴儿痉挛征、Lennox-Gastaut综合征等，即使药物积极治疗预后也不好。

毒品与癫痫发生有关系吗？

许多原本用于医学用途的药品，若是过量使用或是经常吸食则被称为毒品。该些药品种类繁多，常见的有海洛因（白粉）、鸦片、大麻、吗啡、咪达唑仑（蓝精灵/速眠安）、安非他命、二甲基苯乙基胺（冰毒）、古柯碱、可待因、硝甲西泮（五仔）等。

毒品具有成瘾性，身体对于毒品的剂量需求也会不断提高。除了在吸食之后可造成行为异常以外，还能造成严重的中枢神经系统损害，如颅内出血、抽搐、共济失调和步态异常等，过量毒品甚至会导致死亡。许多毒品有致惊厥作用，单剂量即可诱发痫性发作，重复使用可引起癫痫慢性化，医学上将此称为"促燃作用"。即使停药后，这种"促燃作用"仍然存在，可持续诱发癫痫。

酒精与癫痫发作的关系如何？

早在20世纪60年代末，就有学者发现酒精中毒可引起多种类型的癫痫发作并日趋成为癫痫。据不完全统计，酒精依赖者中癫痫发作的患病率为6.6%~10.6%，比一般人群高。目前，对酒精引起癫痫发作的机制并不完全清楚，可能与其对神经递质的影响、降低血钙、引起脑血管病和对神经元膜的液化作用有关。酒精引起的癫痫发作可以表现为全身发作或局灶性发作，也有以癫痫持续状态起病。有研究显示酒精性癫痫发作中95%是全面性发作，5%为局灶性发作。

近年来，由于一些媒体的宣传，人们对于酗酒造成的身心危害逐渐有所认识。一些长期大量喝酒者，往往想要一举摆脱酒精的诱惑。可是骤然放下酒杯之后，非但无法立即与酒"绝缘"，反而开始双手颤抖，出现幻听幻视甚至神志不清，这就是专业上所说的酒精戒断综合征。科学的做法是要循序渐进，慢慢减少每天饮酒的次数及总量，这样不仅容易成功，而且可以避免严重的戒断症状。

不合理的治疗与癫痫持续状态有关系吗？

有关系，癫痫患者切忌接受盲目非正规的治疗或突然停药。癫痫持续状态的发生，近60%以上与不合理治疗、突然停药有关。不合理的治疗或突然停药导致癫痫持续状态的发生，与脑功能严重失调、神经递质水平异常导致的病变部位异常放电增多和扩布增加相关。通俗地讲，正规合理的治疗能够最大程度抑制癫痫病灶的放电。如果突然中止或接受不合理的治疗，原先受抑制而中止异常放电的神经细胞就犹如突然失去缰绳牵制的野马，其放电频率会大大增加，而周边的抑制性神经细胞来不及对其进行抑制，会造成脑内大范围的"爆发"，导致癫痫持续状态的发生。

症 状 篇

癫痫常见的发作类型有哪些？

我们在前面的篇章中已经初步讲解过癫痫的分类：根据起始症状和脑电图改变，癫痫的发作类型可分为局灶性发作和全面性发作。如果临床和脑电图改变提示大脑半球某部分神经元先被激活的发作为局灶性发作；反之，如果提示双侧半球最初同时受累的发作则为全面性发作。

什么是局灶性发作？

局灶性发作也称为局灶性癫痫，指发作起始于一侧大脑（即局灶性或局限性），可扩展至两侧。根据发作时是否有意识障碍可分为两类，如果有不同程度的意识障碍则称局灶性发作伴意识障碍，反之则为局灶性发作不伴意识障碍。后者可分为运动性、感觉性、自主神经性、精神性发作，其中运动性与感觉性发作较多见，局灶性运动性发作常表现为局部抽搐、偏转性发作、姿势性发作（如击剑样姿势）；局灶性感觉性发作，患者可出现针刺感、电流感等一般躯体性感觉异常，还可有特殊感觉性发作（如幻嗅、幻听、幻视等）；局灶性精神性发作时，患者可表现为发作性语言障碍、记忆障碍、认知障碍、情感障碍、错觉等；局灶性自主神经性发作非常少见。局灶性发作伴意识障碍患者，除了有局灶性运动、感觉异常或自主神经性症状外，还伴随意识障碍，表现为突然的愣神、发呆，伴随手脚、面部、口咽部小动作，比如搓手指、捏衣角、咽口水、咂嘴舔唇等，甚至有患者出现起身走动、转圈、摇头晃脑，甚至外出游走等情况，这类发作被称为自动症，常有先兆，常见的先兆是胃气上顶感、心慌、恐惧感、似曾相识感等。

需要指出的是，上述不同类型的癫痫发作并不是割裂开来的，在一定的条件下，局灶性发作可从不伴意识障碍发展为伴意识障碍，并可泛化为全面性强直–阵挛发作。

什么是单纯部分性发作（现称局灶性发作不伴意识障碍），它的表现是什么？

国际抗癫痫联盟对癫痫的分类是在不停修订的，单纯部分性发作是局灶性发作不伴意识障碍在2017年前的命名。特指发作起始于一侧脑部，发作时不伴意识障碍，发作持续时间较短，一般不超过1分钟，起始与结束均较突然。这类发作全程意识保留。

局灶性发作不伴意识障碍表现形式多样，主要可分为以下4种：

（1）局灶性运动性发作：表现为一侧面部、口角或肢体远端（拇指、足趾抽动；或头眼、身体转向一侧，或手向一侧外上方举起，肘部半屈，双眼注视该侧手部动作；或喉部发声，不自主重复单词或单音，语言中断等。

（2）局灶性感觉性发作：表现为一侧肢体麻木或刺痛，视、听、嗅幻觉发作和眩晕发作。

（3）自主神经性发作：表现为自主神经功能障碍，如面部及全身苍白、潮红、多汗、立毛，瞳孔散大等。

（4）精神性发作：表现为对陌生人或物产生熟悉的感觉（似曾相识感）；对熟悉的人或物产生陌生感觉；对周围环境感到不真实，如在梦境；多重思维同时进行或思维中断或强制性回忆；忧伤、焦虑、愤怒、大祸临头感，末日感等。这类发作常常是局灶性发作伴意识障碍的先兆。

什么是杰克逊（Jackson）发作？

杰克逊发作（Jackson）归类为局灶性发作不伴意识障碍，是由英国医生杰克逊首先报道的。该类发作是局灶性运动性发作的特殊类型，脑内的痫性放电沿着皮层运动扩展，患者癫痫发作时肌肉抽动扩展方式及顺序与运动皮层支配的区域有关，如发作先从一侧口角开始，依次波及手、臂、肩、躯干、下肢等。发作时，患者一般无意识障碍，但如果放电扩展至某些结构，亦可导致意识丧失甚至全身惊厥发作。

什么是Todd麻痹？

Todd麻痹最早是由英国的生理学家Robert Bentley Todd在1849年报道的。所谓Todd麻痹是指局灶性运动性发作以局部抽动开始，涉及一侧面部或肢体远端，发作后遗留暂时性局部肢体无力或轻偏瘫。症状可局限于单一肢体、偏侧肢体，也可引起语言功能障碍、凝视等症状。麻痹一般在痫性发作后的48小时内出现，局部症状通常在发作后0.5~36小时自行消失。

据统计，癫痫发作后有13%的患者可出现Todd麻痹，尤其以全身强直-阵挛发作后多见，可能与痫性放电后引起暂时的局部皮层功能（特别是运动皮层）损害有关。Todd麻痹的出现强烈提示癫痫发作，对于临床诊断有重要意义。

无诱因下闻到焦臭味，会是癫痫发作吗？

在癫痫患者中，尤其是颞叶性癫痫患者，发作时患者可以突然闻到令人极不愉快的怪味或臭味，有时像烧焦了的胶皮味或血腥味。这种情况通常是钩回和杏仁核周围部位异常放电所致，患者除了有幻嗅还可以与其他形式的发作合并出现。此外有些患者还可伴发味觉发作，如尝到某些令人不愉快的或特殊的味道。

因此，对于无明显诱因下闻到焦臭味的患者，排除五官科疾病后应首先想到癫痫的可能。对于成年起病的患者要特别警惕颞叶肿瘤或海马硬化。

什么是视觉发作？

视觉发作实际上属于局灶性发作中的局灶感觉性发作。该类发作主要是由枕叶视觉皮层异常放电所致，表现为一过性部分性或完全性视觉丧失（5.5%~50%）、单纯光幻觉（患者述眼前似有闪光、彩球、光栅等）、复杂视幻觉（患者述内容生动而实际上并不存在的人或物等）、视错觉（视物变大、变小或变形）。上述视觉症状可出现于一侧或双侧视野，可以是癫痫发作的单一症状，也可以是局灶性发作伴意识障碍的先兆。若痫样放电刺激了枕叶的"凝视中枢"，患者还可出现头眼向对侧转动；若痫样放电位于左侧枕叶（优势半球），患者除视觉症状外还可出现失认症，即丧失了根据物体形状认识物品的能力，对熟悉的人、物、颜色等不能分辨。

早发型和晚发型儿童枕叶癫痫皆可出现视觉发作，但早发型主要表现为自主神经症状、精神行为异常、呕吐及眼睛向一侧偏斜，发作性视觉异常的发生率很低，大约有7%。相反，晚发型则以简单视幻觉为最常见、最具特征性的发作症状，有时甚至可以是唯一临床症状。因此，若3~16岁的儿童出现视觉发作和发作后头痛，要警惕晚发型儿童枕叶癫痫发病的可能。此外，如视觉发作于成年后起病，则要警惕枕叶肿瘤，有15%~24%的枕叶肿瘤患者在病灶对侧视野出现单纯性幻视。因此成年后不明原因的视觉发作应行头颅影像学检查，以利肿瘤的早期诊断与治疗。

什么是听觉发作？

人类的最高级听觉中枢位于颞叶听觉皮层，即颞横回和颞上回。如果皮层异常放电位于上述区域即可引起听觉发作。症状可为简单的声幻觉，如蜂鸣音、敲鼓声、噪音感、钟表声、歌声，或是声音变大变小。听觉发作还可伴有前庭皮质性眩晕发作和发作性耳鸣。

与视觉发作一样，听觉发作可以是癫痫发作的唯一症状，也可以是局灶性发作伴意识障碍的先兆。

什么是腹型癫痫？

腹型癫痫多见于儿童，表现为突然发作性腹痛，呈刀割样痛或绞痛，疼痛剧烈，多在脐周或上腹部，也有放射至下腹部或腹侧面，持续时间一般为数分钟，也可达数小时以上，常伴有恶心、呕吐、腹泻等消化系统症状。脑电图提示主要在颞叶有癫痫样改变，为阵发的快波、慢波、棘波、棘慢综合波，可在腹痛发作期出现，也可在间歇期出现。腹痛型癫痫属局灶性发作中的自主神经发作范畴。

眩晕发作有哪些表现？

眩晕中枢位于颞上回后半或颞顶交界处，任何刺激性病变影响到了上述结构时便可导致前庭性癫痫发作。临床发作时，患者感到坠入空间或在空间漂浮的感觉，其方向可向上、向下、水平、垂直，或为旋转性，可伴有轻度的步态不稳、幻听、短暂性晕厥、自动症（如不自主性的咀嚼）、面部抽动等，有时可继发全面性发作。眩晕发作起止突然，持续数分钟至数十分钟不等。该类发作多提示顶颞叶前庭感觉区病变，脑电图可有痫样放电表现，抗癫痫药物可控制发作。

什么是复杂部分性发作或精神运动性发作（现称是局灶性发作伴意识障碍），表现如何？

复杂部分性发作也称精神运动性发作，是局灶性发作伴意识障碍这一发作类型在2017年前的命名，临床表现为局灶性发作伴不同程度意识障碍。因其病灶多在颞叶，故又称颞叶癫痫。另外，起源于额叶内侧的痫样放电亦可引起此类发作。该类发作依据痫性放电的起源、扩散途径、扩散速度可有多种表现形式，但不同的临床表现都有一共同特点——不同程度的意识障碍。

（1）仅有意识障碍：多见于儿童，又称颞叶性失神或假性小发作，表现为意识突然模糊甚至意识丧失，两眼凝视，面色苍白，全身呈虚脱状，持续数分钟或数十分钟后恢复，或经短暂睡眠后恢复。有的出现阵发性兴奋躁动，外出乱跑，容易激惹而毁物伤人等，可持续数天，一般不超过3周。少数病例发作时呈恍惚、呆滞、注意力不集中等。

（2）意识障碍与自动症：表现多种多样，有的发作从先兆开始，尤以上腹部异常感觉最多见，也可出现情感（恐惧、焦虑、忧伤、愤怒、大祸临头感等）、认知（似曾相识、强迫思维、双重思维等）和感觉（幻觉、错觉等）症状，随后出现意识障碍，表现为愣神和动作停止。自动症在该类发作中占有重要地位，通常以协调的不自主活动为特征，如舔唇、咂嘴、搓手指、喃喃自语等。

（3）意识障碍与运动症状：发作开始即出现意识障碍和各种运动症状，如肢体局部或非对称性的强直、阵挛等，有时可表现为特殊姿势（如击剑样动作等）。局灶性发作伴意识障碍可以从其他局灶性发作演变而来，也可以泛化为全面性强直－阵挛发作。

什么是自动症？

自动症，可以理解成局灶性发作伴意识障碍的通俗叫法。

患者常在意识模糊情况下做出一些目的不明确的动作或行为，令人难以理解，并与情景不相称。即在意识障碍的情况下出现不适当、无目的、无效率、无意识或原始的重复行为或动作。如反复咀嚼、咂嘴、吞咽、舔唇、咳嗽、吐痰、扮怪相、反复转头，或无目的走动、跑步、玩弄衣服、玩弄手、搬动东西等，形式很多，还可伴有自言自语、反抗或攻击行为等。患者常在发作快结束时意识逐步恢复，但多不能回忆。

归纳起来，自动症可分为7类：①进食样自动症；②模仿性自动症；③手势性自动症；④词语性自动症；⑤走动性自动症；⑥假自主运动性自动症：患者可出现剧烈摇摆、滚动、奔跑样动作，见于额叶癫痫；⑦性自动症：常见于男性额叶癫痫。

什么是先兆？

先兆是指发作的最先感觉，它是发作最开始的部分。发作先兆发生于意识丧失之前，记忆仍完整的时候，此时从外表观察不出任何异常情况，患者是清醒的、有记忆力的，出现癫痫发作症状时意识完全丧失。发作先兆主要是患者的感觉，需要注意的是在询问病史时，年幼儿和智力低下者往往表达不出这种感觉。

先兆包括很多种：①躯体感觉性先兆：刺痛、麻木、感觉缺失等；②视觉先兆：看见运动或静止的光点、光圈、火星、黑点、一团单色或彩色的东西等；③听觉先兆：听见铃声、鸟叫、虫叫、机器声等；④嗅觉先兆：闻到烧焦了的橡胶味、腥味、硫酸等刺鼻难闻的气味；⑤味觉先兆：口中有苦、酸、咸、甜、腻等不舒适味道；⑥情绪先兆：焦虑、不安、压抑、惊恐等，恐惧是最常见的一种；⑦精神性先兆：错觉、幻觉，看见了或感到了实际上不存在的东西和场景等。另外还有眩晕、上腹部不适、头部不适等。

先兆有极其重要的临床意义。一方面，它能帮助对癫痫病灶的定侧定位，因为先兆是反映了部分发作的一个皮层功能区的活化放电，因此先兆往往代表发生异常放电的脑区。如患者能准确说出发作先兆，就为医生判断致痫灶提供了重要依据。颞叶癫痫多有听觉、情绪及上腹不适先兆；顶叶癫痫多有躯体感觉先兆；枕叶癫痫多有视觉先兆；额叶癫痫多无先兆，但有时可迅速波及相邻区域。若传播至中央后回可引起躯体感觉症状；若传播至枕叶可致幻视。结合临床发作先兆、发作及脑电图进行全面分析则定位更趋完善。另一方面，凡有发作先兆出现都是一个警告信号，一般预示着马上就要发作，患者可充分利用这种现象采取积极的预防和保护措施，如就地躺下或服用快速抗癫痫药物等，以防事故发生。

什么是全面性发作？

我们已经对局灶性发作进行了描述与定义。和局灶性发作不同，全面性发作时双侧大脑半球同时受累，神经元的异常放电在双侧半球内广泛扩散，发作形式多样，可为抽搐或非抽搐性，多伴意识障碍。在全面性发作中意识障碍可以是最早的症状。

全面性发作可以分为六大类，其主要临床症状简述如下：

（1）全面性强直-阵挛发作：是常见的发作类型，简称"大发作"。表现为突然意识丧失，全身肌肉强直阵挛及心率加快、血压升高、瞳孔散大、小便失禁等自主神经功能障碍。

（2）强直性发作：多在睡眠时发作，表现为全身或部分肌肉强烈持续地强直性收缩。

（3）阵挛性发作：几乎都发生于婴幼儿，以重复阵挛性抽动伴意识丧失为特征。

（4）肌阵挛性发作：以突发短促的肌肉收缩为特征，患者面部、肢体或个别肌肉群可出现闪电样抖动。

（5）失神发作：典型的失神发作表现为突发突止的短暂意识丧失和正在进行的动作中断，双眼茫然，呼之不应，如同"愣神"。发作时间非常短暂，一般在5~15秒。

（6）失张力性发作：表现为全身或部分肌张力突然降低导致垂颈（点头）、张口、肢体下垂（持物坠落）或跌倒等。

全面性发作的患者为什么会意识丧失，出现尖叫、面色青紫、口吐白沫、大小便失禁等现象呢？

癫痫是一种发作性的短暂大脑功能失调，其病理生理基础是中枢神经元的异常放电。在全面性发作中，开始时双侧大脑半球同时受累，反复性异常放电并以高度同步化迅速传播全脑，表现为突发意识丧失。另外，发作时呼吸道分泌物增加导致口吐白沫；呼吸肌强直收缩导致呼吸暂停，面色青紫；呼吸肌强制收缩迫使肺内空气外流而发生"尖叫"；发作后期全身肌肉松弛，其中的括约肌松弛导致尿便失禁。

失神发作（小发作）有哪些特征呢？

失神发作也称小发作，属于全面性发作，分为典型失神和非典型失神发作，两者有较大差异。

（1）典型失神发作：该类发作多见于儿童和少年期，青春期前停止发作。典型失神发作没有先兆，临床表现为短暂的意识障碍，突然开始，突然结束，一般历时5~10秒。发作时患者正在进行的活动中断，双眼茫然凝视，眼球短暂上翻，呼之不应，状如"愣神"。如患者在行走时突然呆立不动，在说话时突然停止或减慢速度，在进食时食物就停放在嘴边，整个过程持续几秒钟之后突然消失。发作时一般表现为单纯的意识障碍，偶尔伴有轻微的肌阵挛，或失张力、强直。双侧对称性3Hz棘–慢综合波是典型失神发作脑电图特征性表现。该类发作预后良好，一般在青春期前自愈，无脑损害其他表现。

（2）不典型失神发作：意识障碍发生及停止较典型发作缓慢，患者多有肌张力改变，一般多见于有弥漫性脑部损害的患者，常常是儿童癫痫综合征的其中一种发作形式，预后差。

肌阵挛发作有哪些临床表现？

肌阵挛发作属于全面性发性，是儿童及青少年期较为常见的癫痫发作形式。发作时表现为身体某个部位突然、快速、有力地抽动，主要是这些部位肌肉突然收缩所引起。依不同部位的抽动，患者可表现为突然点头、弯腰或后仰，也可表现为整个身体突然后倾或倒向一侧；也有的并不倒地，仅表现为"激灵"一下，或突然的甩手动作，常常把手中的物体如筷子和牙刷等扔出去。当发作摔倒时，患者两手不会去扶地，而发作前一般没有先兆，有的患者因突然低头，以致前额或下颌部常常碰伤。如果四肢肌肉突然收缩，患者常表现为肢体突然抖动，手中的东西也会摔出。抽动前后意识不丧失，跌倒后能很快站起来。有时患者在一次肌阵挛发作后，数秒钟或数分钟后再有发作，连续数次。有的患者一天可发作多达几十次。

什么叫失张力发作？

失张力发作，又称"站立不能"发作，与失神发作、肌阵挛发作一样同属于全面性发作。发作时部分或全身肌肉肌张力突然降低，导致垂颈（点头）、张口、肢体下垂（持物坠落）或因躯干失张力而猛然倒地。发作一般持续数秒至1分钟，意识丧失很短暂，发作后立即清醒和站立。在一些伴有发育障碍疾病或弥漫性脑损害的患者中，失张力发作可与强直性、非典型性失神发作交替出现，治疗棘手。

强直-阵挛发作（大发作）的典型表现有哪些？

强直-阵挛发作是全面性发作中的常见类型，简称"大发作"。表现为突然意识丧失，全身肌肉强直阵挛及心率加快、血压升高、瞳孔散大等自主神经功能障碍。典型的表现可分为3期：

（1）强直期：患者突然意识丧失，常伴一声大叫而摔倒，肌肉出现强烈的强直收缩，颈部和躯干自前屈转为角弓反张。呼吸肌强直收缩导致呼吸暂停，尖叫，面色由苍白转为青紫，眼球上翻。强直期持续10~30秒后即进入阵挛期。

（2）阵挛期：肢体肌肉节律性交替收缩与松弛，呈一张一弛交替抽动，阵挛频率逐渐变慢，松弛时间逐渐延长，最后一次强烈阵挛后抽搐突然停止，所有肌肉松弛。阵挛期一般持续30~60秒甚至更长。在强直期和阵挛期患者都可发生心率加快、血压升高、瞳孔散大等自主神经功能障碍。

（3）痉挛后期：阵挛后患者可出现短暂的肌肉痉挛，如牙关紧闭、握拳等，随后全身肌肉松弛，有些患者在这一阶段还可以出现尿便失禁。有些患者在发作后有一段时间意识模糊、失定向或易激惹，通常这种发作后状态持续5~10分钟，患者逐渐苏醒，恢复意识。有部分患者发作后即进入昏睡状态，昏睡可以持续十几分钟到数小时甚至更长。

发作停止后有哪些表现？

一些类型的癫痫发作会出现发作后状态，即患者在急性发作后有一段时间意识模糊、失定向或易激惹，此种状况在全面性强直–阵挛发作中多见。这种发作后状态通常持续数分钟，患者意识逐渐恢复，部分患者可进入昏睡，持续时间数小时或更长，清醒后常常伴有头痛、周身酸痛和疲乏，个别患者还可出现自动症、暴怒或惊恐等。此外，有些局灶性脑损害的患者还可出现Todd麻痹（详见前述）。

癫痫发作有哪些精神症状？

癫痫发作时或发作后患者可发生意识、行为、情绪、个性等多方面的障碍。慢性反复的癫痫发作可使患者出现持续性的妄想、幻觉等精神症状。具体表现如下：

（1）精神运动性发作：是一种以行为障碍取代抽搐的发作。发作时患者意识不清，似白日做梦，不停地翻箱倒柜、反复穿脱衣服、莫名外出狂奔等，可历时数分钟至数小时。

（2）癫痫性蒙眬状态：与抽搐大发作时意识完全丧失不同，这些患者表现为意识范围缩小，即在狭窄的意识范围内患者的行为可相对正常，但可有片断的错觉、幻觉或伴有相应行为，持续几分钟或几个小时突然中止。

（3）癫痫性神游症：患者突然毫无目的地外出漫游，意识恍惚，表情呆滞，但此时患者能正常地使用交通工具，简单地与人交谈，持续小时至数周，发作突然中止，患者回忆不起自己是何时、为了何故来此地的。

以上3条，常见于局灶性癫痫频繁发作或非惊厥癫痫持续状态。

（4）痫性人格改变：多见于反复发作的慢性患者，其突出的性格特点是固执、刻板重复、讲话注重细节、不抓中心。有的则以自我为中心、激惹性极高、容易记仇，对其稍有冒犯会无休止地还击下去。

（5）癫痫性精神病：这是一种类似精神分裂症样的表现，症状有幻觉、妄想、思维散漫、情感不协调等。急性发病者在癫痫发作终止后不久症状自行缓解，慢性患者则妄想、幻觉等精神症状可以长期存在。

抽搐一定都是癫痫吗？

某些类型的癫痫发作时，患者往往表现为双眼上翻、口吐白沫、四肢抽搐，因此许多人会错误地认为抽搐就是癫痫发作。实际上，可以有许多原因导致抽搐，癫痫只是众多病因中的一种。

有严重的器质性心脏病史（如心肌梗死、心肌病）时可以出现抽搐性晕厥。表现为患者突然倒地、双眼上翻、全身强直性抽搐、角弓反张、双手握拳，伴有瞳孔散大、唾液流出、发绀、舌咬伤，心动过速、心动过缓、血压下降或心脏停搏，医学上称为心源性脑缺血综合征。

3~5岁小儿可以出现高热惊厥，表现为体温高于38℃情况下发作的全身性抽搐，一般在1分钟内恢复，发作后一般情况可，无癫痫后的嗜睡，而伴有啼哭。

此外，甲状腺或甲状旁腺疾病，低血糖（如进食过少、应用胰岛素治疗、胰岛细胞瘤等），低钙血症，妊娠高血压，儿童抽动症等都可以引起抽搐。

所以说，抽搐不一定都是癫痫，癫痫也不一定都有抽搐。

癫痫一定都有意识丧失吗，意识丧失一定都是癫痫发作吗？

在本章节的前几问中，我们已经简单介绍了癫痫的发作类型，其中的局灶性发作和全面性发作各有特点。因此读者朋友不难对这个问题的前半部分给出答案，那就是癫痫不一定都有意识丧失。局灶性发作可以伴有不同程度的意识障碍；全面性发作可以有意识丧失；但在一次癫痫发作中可以有多种发作形式，各种发作形式之间是可以转换的。

实际上，可以引起意识丧失的疾病很多，因此意识丧失并不一定是癫痫。下面是可以导致意识丧失的疾病分类：

（1）血管迷走性意识丧失、血管减压性意识丧失：较多见，意识丧失前多有明显的诱因，如疼痛、高温、神经紧张、恐惧、情绪激动、通风不良、空气污浊、疲劳、持续站立、饥饿、妊娠以及各种慢性疾病的后期。

（2）直立性低压性意识丧失：患者从卧位改变为直立位时，血压迅速下降而导致脑血流量不足，出现意识丧失症状时叫作直立性低血压。多在中年后发病，男性多于女性。起病隐匿，病程可从数月至数年，长者可达1年以上；

（3）排尿性意识丧失：男性多见，发生于排尿或排尿结束时，反射性引起血压下降和意识丧失。最常发生在患者午夜醒来排尿时，清晨或午睡起来排尿时也可发生。

（4）颈动脉窦性意识丧失：又称颈动脉窦综合征，是由于颈动脉受刺激、颈动脉硬化或其邻近病变、衣领过紧时发生。如颈动脉窦附近有肿瘤、炎症、外伤，或颈动脉窦受到牵拉、受到外力的压迫等导致颈动脉窦性意识丧失发作。

（5）仰卧位低血压性意识丧失：主要见于孕后期、腹腔内巨大肿瘤、血栓性静脉炎、下腔静脉内隔膜样阻塞及静脉原发性平滑肌瘤等。仰卧时患者血压骤降、心率加快及意识丧失发作。

（6）心源性意识丧失：主要是由于心跳骤停、严重的心律失常、心肌缺血等导致心脏的心排血量突然下降，脑供血不足而致意识丧失发作。

（7）脑源性意识丧失：部分脑部疾患会导致意识丧失，如脑局部供血不足、脑部肿瘤、高位脊髓病变等

（8）低血糖：当血糖低于2mmol/L时可产生局部癫痫样抽动或四肢强直发作，伴意识丧失，常见于胰岛细胞瘤、长期口服降糖药或注射胰岛素治疗糖尿病的患者。

（9）药源性意识丧失：镇静剂、安定剂、麻醉剂等可抑制中枢神经系

统导致意识丧失发作。

（10）癔病：有时也可表现为意识模糊甚至意识丧失，但常有精神诱因，具有表演色彩。

癫痫发作会影响智力吗？

早在19世纪中叶就有学者发现在一部分频繁发作的患儿中存在着智力低下问题。近年来的大量研究资料表明约有1/3的癫痫患儿存在不同程度的智力低下问题，而老年癫痫患者也容易出现认知功能损害。

现代研究认为癫痫发作是否损及智力，不仅与发作次数有关，还与癫痫的类型、发病年龄及某些抗癫痫药有关。在类型上，全面性发作患者智力受损最为突出，其次为局灶性发作；在年龄上，起病时年龄越小，智力低下的发生率越高；在药物上，苯妥英钠联合苯巴比妥的长期应用所产生的神经毒副作用已经确定对患儿的认知发育存在负面影响。

如何最大限度地避免认知损害是当前研究的热点，目前认为尽早有效控制癫痫发作、减少癫痫发作次数、单药治疗、避免应用对认知功能损害大的药物，可使多数患者的智力不受明显影响。因此，一旦确诊为癫痫，要特别重视控制与减少癫痫发作次数。尽管有些抗癫痫药可能也对智力有所影响，但权衡利弊，若其治疗作用明显大于其副作用，就不要顾虑太多而放弃该药，应果断使用以控制癫痫发作。

总之，早期发现、及时治疗、合理治疗、完全控制是避免癫痫患者智力受损的关键。

癫痫持续状态的定义是什么？

癫痫持续状态，就是持续癫痫发作，以癫痫性的抽搐为特征状态。在此状态下，癫痫性抽搐发作持续足够长的时间或在足够短的时间内持续反复出现，从而造成不变而持久的癫痫状态。

或许读者要问，怎样才算持续时间"足够长"，反复出现的时间间隔"足够短"？传统观念将30分钟定义为"足够长"，将发作间隔时间段内神经系统功能未恢复定义为"足够短"。简而言之，癫痫持续状态就是一次癫痫发作达30分钟或癫痫反复发作长达30分钟，两次发作之间，神经系统功能未能完全恢复者"。实际上这样的定义有其局限性，对各种不同类型的癫痫持续状态应该有不同的定义。最新的癫痫持续状态的定义可简单概括为以下3点：①局灶性发作或失神发作，持续或反复发作达30分钟者；②持续抽搐性发作长达5分钟者；③1小时内有3次或以上之抽搐性发作者。

一般而言，癫痫发作时中枢神经系统存在一种自我保护的生理现象，即通过改变神经细胞的电位、提高癫痫阈值终止癫痫发作，使神经系统恢复原有功能。然而癫痫持续状态时，痫样放电一波波接踵而来，中枢神经系统失去自我保护能力，可造成患者死亡或永久性脑损害，因此癫痫持续状态是需要紧急处理和干预的。

癫痫持续状态有哪些类型，各有哪些特点？

（1）全身惊厥性癫痫持续状态：是反复的全身性惊厥发作，在两次发作之间意识障碍不恢复；或者是长时间的全身性惊厥发作。该类型是目前为止最常见的持续状态。据不完全统计，美国每年有15万例儿童和成人发生癫痫持续状态，其中约有70%出现全身惊厥性癫痫持续状态。临床以阵发性或持续性运动症状为特征，运动症状可为强直、阵挛或两者结合，有明显的意识障碍。

（2）局灶性发作持续伴意识障碍：由反复发作的局灶性发作伴意识障碍组成，在发作间期意识不完全清楚。临床症状以意识障碍为主，自动症为辅。

（3）失神癫痫持续状态：和局灶性发作持续状态同属于非惊厥性癫痫持续状态，是全身发作中的失神发作的时间延长。

（4）局灶性发作持续状态：以运动症状居多，常见者为局部颜面或肢体连续性抽搐；以感觉症状出现者甚少；另有部分患者可出现感觉异常、言语障碍、自主神经功能失常表现。

（5）肌阵挛性癫痫持续状态：局部或全身性肌阵挛抽动反复持续发生或持续时间足够长，可见于原发性癫痫患者，但多见于有器质性脑部疾病的患者；多表现为肢体近端的广泛收缩，意识障碍多比较明显。

癫痫持续状态的常见原因有哪些？

引起癫痫持续状态的原因很多，抗癫痫药物的突然停用是慢性癫痫出现持续状态的最常见原因。无论是特发性癫痫还是症状性癫痫，如果在治疗过程中突然停药或任意更换抗癫痫药，都容易导致癫痫持续状态的发生。在发生癫痫持续状态的患者中，约有1/4是由于突然中断药物治疗或随意更换抗癫痫药物。这种情况主要是因为患者及其家属对有关抗癫痫药的知识一知半解，害怕药物的副作用，或为了服药方便，或因经济状况差等而自行改变服药方法或随意减少用量，导致癫痫持续状态的发生。因此，在癫痫治疗过程中，患者一定要严格根据医嘱服药或停药；在更换治疗手段，特别是要求进行中医药治疗时，一定要仔细考虑既往服用抗癫痫西药的情况，在专科医师指导下对西药进行调整，盲目停药和减量都是非常危险的。

此外，感染、脑外伤、脑肿瘤、脑血管病、食物中毒、药物中毒、饮酒、过度劳累、妊娠、分娩等也是引起癫痫持续状态的常见原因。水、电解质紊乱，先天性疾病、退行性病变也可导致癫痫持续状态的发生。

▶诊断与鉴别诊断篇

◆ 诊断癫痫需要哪些步骤?

◆ 哪些特征性的表现对癫痫诊断有价值?

◆ 为什么说癫痫病因诊断的重要性非同寻常?

◆ 什么是癫痫综合征?

◆ 患者出现怎样的症状要警惕癫痫综合征的可能?

◆ ……

诊断癫痫需要哪些步骤？

癫痫发作类型多样、病因复杂且易与其他疾病混淆，有时候其诊断对于专职的神经科医生来讲也并非轻而易举之事。就临床医生而言，诊断癫痫是有一定步骤的。

一般来讲，我们首先要明确是不是癫痫发作。举个有意思的例子，有个患者来看我们的门诊，她的表现是经常突然昏倒在地，几分钟就能醒来，她的亲属都认为她是"羊癫风"发作而渐渐疏远了她，她很着急也很无奈。我们详细询问了她的病史，发现她每次发作都是在闷热不通风的环境中，而且每次发作前都有胸闷。我们也询问了看到她发作的亲戚朋友，了解到她发作时尽管意识不清，但没有明显抽搐、咬舌、大小便失禁等现象。随后我们检查了动态脑电图、头颅MRI均未发现异常；心脏科检查、内分泌科检查也排除了器质性的问题。我们最后诊断为"晕厥"，让她避免经常去不通风的环境，保持身心愉快后，发作次数也就减少了。所以，不是所有意识丧失的患者都是癫痫发作。癫痫要和包括晕厥、癔病、抽动症等在内的很多疾病鉴别，脑电图等辅助检查对于明确是否是癫痫发作十分有帮助（在本篇的后续内容中我们会详细解释脑电图等辅助检查的重要性）。因此，不要因为一次昏倒而背上沉重的包袱，保持乐观的心态并且积极就医非常重要。

其次，如果通过脑电图等辅助检查明确了是癫痫发作后，我们就要区分发作的类型了。到底是大发作（强直-阵挛发作），还是小发作（失神发作），或其他类型的发作，这是诊断的第二步。在上一篇中已经详细讲述过发作的分类，区分发作类型对我们判断疾病的原因以及用药的选择都有至关重要的作用。

再次，就是明确癫痫的发生原因，只有明确了病因，才能对症下药、标本兼治，达到最好的治疗效果。我们在"病因篇"中讲到过，如果是20岁以后首次癫痫发作，要进一步查明可能原因是非常重要的。在这里，我想举一个例子，有一个35岁的大发作患者，在正规就医前服用了数年所谓的"中药秘方"，但癫痫发作一直控制不好。我们通过头颅MRI检查，发现他其实就是个脑膜瘤患者，手术切除后再也没有发作，癫痫也就随之治愈了。当然，明确癫痫原因是要通过一系列合理的检查，我们在后文中也会详细讲到的。

最后，要强调的是要积极寻找发作诱因，很多癫痫发作可能是由于疲劳、睡眠剥夺、闪光刺激（如长时间的玩电脑游戏等）诱发的，找到这些原因，加以避免就可以很好地预防发作。

总之，癫痫的诊断要分4步走（如图3）：①明确是否发作；②确定发作类型；③探究发作的原因（病因）；④寻找发作的诱因。每位患者应当遵循这样的步骤，查明癫痫原因，积极治疗或随访。

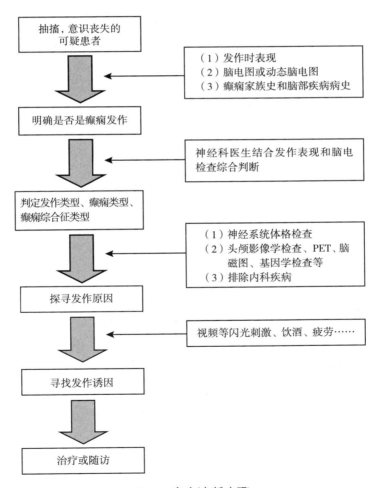

图3　癫痫诊断步骤

哪些特征性的表现对诊断癫痫有价值？

很多患者都问我，我的症状到底是不是癫痫发作？要解答这个问题，我们有必要了解癫痫发作的所谓"共性"和"个性"。"共性"就是指所有癫痫发作的共同特征，包括发作性（突然发生，持续数分钟后迅速恢复），短暂性（除持续状态外，每次发作历时短暂，一般为数秒钟至数分钟），重复性（癫痫常反复发作，一次发作不足以诊断），刻板性（针对同一患者而言，每次发作症状大多相同）。具备共性也并非一定就是癫痫，不同类型癫痫具备不同特征，即"个性"。例如，大发作（以强直-阵挛发作为例）一般都有意识丧失、跌倒所致的损伤，继而强直、抽搐；舌咬伤，大小便失禁对癫痫的诊断有帮助；要警惕失神发作，因为它症状较轻，容易被忽视；失神的"个性"体现在患者常突然注目、凝视、呼之不应。此外，也要注意并非所有的癫痫发作都有意识丧失，单纯部分性发作就不具备意识丧失特征，它的"个性"表现在局灶的感觉异常或运动症状，如大拇指抽搐、手臂抽动、口角的抽动或上述部位感觉异常等等，范围可以逐步扩大，但要与抽动症、良性肌束震颤鉴别。复杂部分发作的"个性"表现在"愣神"（突然注目、凝视、呼之不应）和自动症（不自主的咀嚼、进食、解纽扣、踢腿、来回走动等）。如果患者同时具备"共性"和不同发作类型之"个性"的话，那么癫痫的可能性就很大；仅仅具备"共性"或"个性"中的一个或几个，并不足以诊断为癫痫。当然，脑电图检查能为我们最终确诊提供依据。

为什么说癫痫病因诊断的重要性非同寻常？

应该说，所有的癫痫发作都有其原因。我们之所以说20岁以前的癫痫大多为原发性或特发性，是因为就目前的诊疗手段还不足以明确原因，其中的大部分患者可能存在基因的异常、细微的脑结构异常、遗传代谢疾病或是其他未知的病因。换句话讲，这些未知原因所导致的癫痫大多在20岁前就可有发作。而20岁之后的患者可以找到的原因就大大地增加了，这些原因包括脑外伤、肿瘤、脑血管畸形、寄生虫等等，只要通过目前常规的诊疗设备如头颅MRI、血管造影等就能明确诊断。这些由于器质性病变所导致的癫痫，抗癫痫药物治疗效果往往欠佳，只有去除病因后症状才能好转，有时甚至可以治愈，这就是癫痫病因诊断重要性的体现。

什么是癫痫综合征？

有的患者家属常常拿着病历卡上的诊断"癫痫综合征"来询问我们，到底什么是癫痫综合征，它和我们平时讲的癫痫到底有什么不一样呢？它的预后又是怎样的？

其实，癫痫综合征这个定义是1985年的国际抗癫痫联盟全会上提出的。通俗地讲，癫痫综合征往往有较为确切的病因，一种癫痫综合征往往同时包含着特定的症状和体征；也就是说，一种癫痫综合征患者的发作类型、病因、促发因素、发病的年龄、严重程度、预后的好坏应大致相同。部分癫痫综合征的患者可以有多种不同的发作类型。举个例子，Lennox-Gastaut综合征多是由于脑部发育畸形、缺氧损伤、脑炎等原因引起的，发病年龄多在2~8岁，临床有强直发作、失神发作等多种发作类型并存，患者存在较为严重的智能和精神障碍，预后较差。到目前为止，国际上已发现不下百种不同的癫痫综合征，而我们平时对患者讲的"癫痫"仅仅是个症状而已。对于癫痫的患者当然要排除癫痫综合征的可能。一般来讲，大部分的癫痫综合征患者都有较为严重的脑部器质性病变，所以常合并有不同的发作类型，也有智能衰退、精神失常等其他症状，药物控制不良，预后欠佳，对日常生活能力和正常寿命产生影响。但也有部分的癫痫综合征患者预后颇好，甚至不用服用药物，随着年龄增长就会痊愈，例如儿童良性的中央区癫痫和良性家族性新生儿惊厥（后文中会详细讲述）。所以对于癫痫综合征我们也要区别对待，弄清类型、查明病因，切莫"一刀切"，也没有必要谈癫痫综合征就色变。

患者出现怎样的症状要警惕癫痫综合征的可能？

我们对于癫痫综合征的诊断是很慎重的，因为它直接关乎着治疗方案的制定和患者的预后。尽管癫痫综合征的种类可谓五花八门、琳琅满目，但也有一些共同的特征。首先，癫痫综合征首次发作的年龄较小，多在幼儿、儿童、青少年时期，30岁以后就较为少见了。其次，部分癫痫综合征的患者可以同时出现不同的发作类型，如Lennox-Gastaut综合征的患者可以出现强直发作、失神发作、站立不能发作等等（不同发作类型的区分请参考相关章节）。再次，由于大部分癫痫综合征存在脑部严重的器质性病变，所以患者在癫痫发作之外可有智能减退、精神异常、失语、运动障碍等神经精神科的症状，这些症状可以进行性地加重，脑电图检查多提示有全脑弥漫性的病变。这部分患者的药物治疗效果较差，尤其是单一药物治疗常不能控制，需要联合用药治疗。如果患者存在上述的症状和特点，就要警惕癫痫综合征的可能，要到正规的医院让神经科医生进行评估，必要时行辅助检查如头颅MRI、遗传代谢病的筛选，甚至行基因检测等等。

常见的癫痫综合征有哪些种类？

癫痫综合征的种类繁多，并且每年国际上都有全新的种类被发现和命名。为了便于读者查询，我们从发病年龄上对常见的癫痫综合征进行分类。始发于新生儿时期（出生后2个月内）的癫痫综合征的有良性家族性新生儿惊厥、良性新生儿惊厥、早期肌阵挛癫痫脑病、大田原综合征。婴儿时期（2~12个月）的癫痫综合征有大田原综合征、婴儿痉挛（West综合征）、婴儿严重肌阵挛癫痫（Dravet综合征）等。儿童时期（1~12岁）的癫痫综合征有儿童良性癫痫伴中央区-颞区棘波（中央区癫痫）、儿童枕叶癫痫、儿童失神和青少年失神癫痫、Lennox-Gastaut综合征、获得性失语和抽搐综合征、进行性肌阵挛脑病。青少年和成人（12岁以上）的癫痫综合征有青少年失神癫痫、青少年肌阵挛癫痫等。在以下的篇幅中，我们会对常见的癫痫综合征进行详细解答。

癫痫综合征的病因有哪些？

癫痫综合征也是有病因的，但就目前的诊断设备也只能查明部分病因。其实，癫痫综合征是由于种种原因导致脑功能受损后表现出的癫痫特定症状、发作类型和体征。但不同种类的癫痫综合征，其内在的原因并不完全相同，且不同年龄段的癫痫综合征的病因也有其特殊性。发生于新生儿时期癫痫综合征的原因有缺氧-缺血性脑病、窒息、宫内感染、出生后感染、脑先天性畸形和某些遗传代谢性疾病；其他少见的原因包括基因水平的变异以及离子通道病。其他的包括新生儿低钙血症、低血糖等也可导致新生儿癫痫发作，但去除病因后较少发展成为癫痫综合征。稍大一点的婴儿常见的大田原综合征、婴儿痉挛（West综合征）、婴儿严重肌阵挛癫痫（Dravet综合征）等的原因多为比较严重的脑部畸形、脑发育不良、围生期的缺氧缺血性脑病、新生儿窒息、宫内感染、严重低血糖、早产以及很多种类的遗传代谢疾病等等。儿童时期最常见的Lennox-Gastaut综合征的病因更为复杂，脑部畸形、脑发育不良、围生期的缺氧缺血性脑病、神经皮肤综合征、脑炎、脑肿瘤、脑外伤等均可以导致该病。此外，遗传因素也有很大的作用。但也并非所有患者能够找到明确的原因，儿童常见的良性癫痫伴中央区-颞区棘波（中央区癫痫）、儿童枕叶癫痫、儿童失神和青少年失神癫痫等的原因大多还不明了，遗传因素还有神经细胞表面的离子通道的异常可能在疾病发生过程中扮演了重要的角色。相信随着科学的不断进步，更多的癫痫综合征的病因会被发现。

什么是离子通道病？它和癫痫综合征有关系吗？

我们首先来讲述一下什么叫离子通道。人体很多细胞表面都密密麻麻地分布着很多不同种类的离子通道，它们重要的功能就是控制细胞内外的离子流动。有些离子是兴奋性的，进入细胞内会使得细胞兴奋；有些则是抑制性的，进入细胞会使细胞的兴奋被抑制。无论是兴奋性的还是抑制性的离子，想进出入细胞都得过离子通道这道门槛。我们心脏的节律跳动、肌肉收缩、肠道蠕动、思考问题都离不开离子和离子通道天衣无缝的配合。如果离子通道一旦罢工，就会严重影响细胞内外离子流动，进而影响细胞兴奋和正常的生理功能，称为离子通道病。很多种类的癫痫综合征已经被发现与离子通道功能的失常有关，由于通道功能的障碍，导致有些神经细胞异常兴奋且不能被抑制，这才诱发了癫痫。癫痫综合征中的良性家族性新生儿惊厥、部分的儿童失神癫痫、常染色体显性遗传的夜间发作的额叶癫痫、热性惊厥附加综合征等都发现与离子通道关联密切。而这些癫痫综合征都有一定的遗传倾向。除了癫痫，很多的心脏科疾病、肌肉疾病也都与离子通道有关。

癫痫综合征的预后如何？

时常会有患者问我们："医生，癫痫综合征能看好吗？"我们的回答是这取决于癫痫综合征的种类。不同种类癫痫综合征的预后确实存在着很大的差异。预后的好坏很大程度上取决于患者脑部病变的严重程度。癫痫综合征中，预后比较良好的有良性家族性新生儿惊厥、良性家族性婴儿惊厥、儿童良性癫痫伴中央区－颞区棘波（中央区癫痫）、儿童枕叶癫痫、典型儿童失神癫痫，这些种类的癫痫综合征患者脑部多不具有严重的病变。这部分癫痫综合征的患者大多不需要长期的抗癫痫药物治疗，随着年龄增长，癫痫发作多能减轻或终止，不会遗留其他神经系统症状，也多不影响患者的智力和日常生活能力。青少年失神癫痫和青少年肌阵挛癫痫的患者可能需要终身服药控制发作，提示这两种综合征是终身性的，但正常寿命和日常生活能力大多不受影响。婴儿痉挛征（West综合征）的预后不定，有近1/4的患者有自行缓解的倾向；而大部分患者可能转变为不同的发作形式，容易成为难治性癫痫。此外，婴儿痉挛综合征的患者大多有不同程度的智能发育障碍和精神异常。我们前面已经提到过大田原综合征、Dravet综合征、Lennox-Gastaut综合征的患儿常有严重的脑部病变，因此这些综合征的治疗效果差，发展成为难治性癫痫的概率很高；同时，上述综合征患者多有较为严重的智能和心理障碍，甚至还可以有瘫痪等其他的神经系统症状；该类疾病对患者的正常寿命也有很大的影响。

偏侧抽搐-偏瘫综合征应当如何诊断？

这是一种较新发现的癫痫综合征，也是临床上较少遇到的，它有一些特别的表现：

（1）超过90%的患者是在4岁前发病的，发病前患儿身体大多健康；

（2）发病很急促，表现为一侧肢体肌肉突然有节律地跳动，可以持续数小时以上，随后出现一侧的瘫痪；

（3）部分患儿在以后的数年里可以出现颞叶起源的复杂部分性发作，甚至全身的大发作；

（4）这些患儿的预后并不确定，一部分患儿经正规药物治疗后可以控制发作，很少伴有智能障碍等。但患儿出现颞叶起源的复杂部分性发作有可能发展成为难治性癫痫。

Rasmussen综合征应当如何诊断？

近年来，Rasmussen综合征的发病率有上升的趋势，所以还是有必要做一个简单的介绍。其实，这种综合征和其他的癫痫综合征从病因上来说有些不太一样。这种综合征以往被认为是某些病毒感染大脑后引起免疫功能异常所致。具体地说，脑细胞感染病毒后，机体要产生抗体来清除病毒；但有些自身抗体能不分青红皂白地损伤自身神经细胞，其中一种被称为谷氨酸受体的自身抗体与该综合征就密切相关。该综合征的患儿大多在早期学龄时发病，发病前患儿常体健；发病突然，表现为面部、手部、肩部、大腿的抽动，其实就是部分性发作，也可出现大发作。值得注意的是，这部分患者很容易出现癫痫持续状态。随着癫痫的发生，患儿逐渐出现一定程度的其他神经系统症状，如智能减退、视力减退、语言困难、瘫痪等。大多数的患儿有弥漫性的脑电图异常，通过头颅MRI检查，我们又可以发现病变半球大脑的萎缩，结合上面所说的临床表现和头颅MRI我们就可以诊断了。对于Rasmussen综合征患者的治疗是困难的，一定要在专业的神经科医师指导下进行规范地治疗；必要时还需要外科手术控制癫痫的发作。这类患儿很难再恢复正常的生活能力，所以有必要专人长期护理避免发生意外。

什么是大田原综合征，它应当如何诊断？

大田原综合征其实是一位日本的神经病学家大田原俊辅在1976年首次报道的，为了纪念他，就以他的名字命名。患有该综合征的患儿一般都具有发病年龄早、脑部病变严重、智能障碍严重、疗效和预后均不良等共同特点。大田原综合征的病因有很多，如脑空洞、脑发育不良、脑穿通畸形等都可以引起大田原综合征的表现；这些原因可以通过头颅MRI等检查发现。当然，还可能有其他的神经系统疾病，这就需要专业的神经科医生去诊断。大田原综合征的患儿发病年龄很早，一般在出生后几个月内就发病。主要的表现为强直发作，发作的时候患儿常常呈现"低头、脚前伸、身体紧绷"的特殊姿态；这种发作每天可以多达上百次，每次持续的时间不定，并且无论清醒还是睡眠都可以发作。患儿一般都有严重的智能障碍，还可以有瘫痪、失明、语言障碍等其他表现，上述症状往往取决于脑部病变的严重程度。神经科医生可以根据这些表现做出基本诊断，特征性的爆发抑止型脑电图也可以为医生的诊断提供依据。我们对大田原综合征的治疗和预后都不乐观，大部分的患儿因存在着药物抵抗而很可能转变成为难治性癫痫。此外，发病早期的死亡率很高，有些患儿最终转变成为植物状态，清醒的患儿大多留有智能严重落后、脑瘫等表现。当然，也有少部分患者经过科学合理的治疗后，癫痫的发作次数有减少的趋势。需要强调的是，对该综合征存活患儿的康复训练，尤其是语言功能的锻炼以及日常严密的监护，对于改善患儿的生活质量是大有裨益的。

婴儿痉挛综合征（West 综合征）应当如何诊断？

婴儿痉挛综合征在临床上也并不罕见。和大田原综合征相似，这种综合征大部分也可以找到像胼胝体发育不良、结节性硬化、脑裂畸形、其他种类的脑病发育不良、缺氧缺血性脑病、围生期或是生后脑损伤的证据。事实上，部分患儿的大田原综合征也可以转变成为婴儿痉挛综合征。但是，也有10%~30%的患儿通过现有的手段不能发现脑部病变的原因，因此推测婴儿痉挛综合征也可能存在基因水平的因素。该病的发病高峰期在出生后4~8个月，发作类型主要以痉挛发作为主，典型的表现为频繁而短暂的点头运动，躯干、双臂的屈曲运动而呈现出类似拥抱的姿态。每次发作持续时间数秒钟，多成串发作，每串数次到数百次不等，每天发作数串至数十串不等。有的婴儿发作时可以有大汗、青紫、苍白、泛红等表现。另外，婴儿痉挛综合征的患儿因脑部病变严重程度的不同还可以存在精神发育倒退、脑瘫、视力听力障碍等表现。如果有上述表现的患儿要警惕婴儿痉挛综合征的可能，有必要到正规医院找专业的神经科医生进行全面检查，做脑电图和头颅 MRI 对于诊断和明确原因是很有帮助的。婴儿痉挛综合征的治疗效果因脑部病变原因的不同有很大差异。超过半数的患者经过抗癫痫药物（氯硝西泮、拉莫三嗪、托吡酯）、肾上腺皮质激素、维生素 B_6 等药物的综合治疗后，痉挛发作可以被不同程度地控制。此外，外科手术对部分难治性的患者也有效。这可以增加家长们的信心，但彻底地治愈是很困难的事情。

婴儿严重肌阵挛癫痫（Dravet综合征）应当如何诊断？

　　Dravet综合征在临床上比较少见。Dravet综合征的原因并不完全明确，有的患儿有新生儿窒息病史，有的可能有脑部的畸形，但大多数患儿找不到明确的原因。这种综合征往往在1岁内发病，最早的、最突出的表现为反复的热性惊厥（也就是在高热时候出现意识丧失和强直-阵挛抽搐，具体可见相关问答），而且每次高热惊厥持续的时间较长。值得我们注意的是部分Dravet综合征的患儿有高热惊厥的家族史。一般而言，患儿在1~4岁间逐步由高热惊厥的发作转变成为无发热的肌阵挛发作，常表现为身体某个部位乃至全身肌肉的抽搐。有些患儿随着年龄的增长，会出现智能倒退、发育迟缓等其他的症状。如果患儿有上述临床表现的，就要考虑诊断为婴儿严重肌阵挛癫痫。这种疾病的患儿对抗癫痫药物治疗的效果也不很理想，癫痫发作容易持续。防治中很重要的一点是要避免上呼吸道的感染和发热，因为它们能够加重癫痫的发作。

Lennox-Gastaut综合征是怎么回事，应当如何诊断？

　　Lennox-Gastaut综合征是儿童最常见的难治性癫痫、重症癫痫综合征之一。从病因上讲，它意味着中枢神经系统的不成熟和严重、弥漫的脑部损伤。Lennox-Gastaut综合征的病因可谓种类繁多，如脑畸形、围生期脑损伤、新生儿缺氧缺血脑病、脑炎、神经皮肤综合征等，还有很多包括遗传因素在内的不明确的原因。归根到底，这些形形色色的原因所造成的弥漫性脑部病变才是Lennox-Gastaut综合征真正的发生机制。Lennox-Gastaut综合征的发病年龄多集中在1~8岁，其中3~6岁是发病的最高峰。该综合征的一个重要特点就是有多种的发作类型合并，像强直性发作、失神发作、阵挛发作、复杂部分性发作都可以见到（这些发作类型的表现可以参考"症状篇"），而且很容易引起癫痫持续状态。除癫痫发作外，几乎所有的患儿都有精神发育迟缓、智能低下等神经系统症状。脑电图检查对于诊断是必要的，因为Lennox-Gastaut综合征患儿的脑电图表现有一定的特殊性，发作间期常表现为2~2.5Hz的慢棘-慢波和多棘-慢波。患儿典型的临床表现再加上脑电图特征性的异常，我们就可以诊断Lennox-Gastaut综合征了。当然，我们也需要普通的头颅MRI等检查，并且尽可能地去寻找病因。家长必须冷静面对的是，Lennox-Gastaut综合征诊断一旦成立，就意味着预后很差。即使通过专业神经科医生规范的抗癫痫药物治疗和手术治疗，也只有一部分患儿的发作可以得到控制。由于患儿还可能存在其他神经系统的问题，成年后生活能完全自理的概率并不高。因此，积极的家庭康复训练、智能训练和语言功能的锻炼是十分有必要的。

儿童良性癫痫伴中央区-颞区棘波（中央区癫痫）应当如何诊断？

儿童良性癫痫伴中央区-颞区棘波是儿童时期最为常见的癫痫综合征类型，大约占儿童癫痫的20%。儿童良性癫痫伴中央区-颞区棘波好发于2~12岁的儿童，16岁后很少发作，有将近50%的患儿有家族史。本病的病因不明朗，可能与基因水平的异常有关，而不具备明显的脑部病变。儿童良性癫痫伴中央区-颞区棘波的特征之一就是发病与睡眠的关系密切，大约70%的患儿仅在睡眠后发作，仅在清醒时发作的患儿只有不到20%。大部分患儿一生中的发作次数为2~10次，但也有频繁发作的。儿童良性癫痫伴中央区-颞区棘波的发作类型主要为简单的部分性发作。发作时，患儿常感到一侧的舌头、牙龈、面颊、口唇等部位麻木、触电样疼痛或像针刺样的感觉；也可以有上述部位强直、僵硬和抽搐。部分的患儿可以有言语不清、发音不能、语言停顿，流涎，喉中发出"咕噜咕噜"的声音；有时，患儿也会出现一侧上肢的感觉异常或抽搐。日间发作一般意识保留且发作时间通常不超过2分钟；而夜间发作可以泛化为大发作，可持续数分钟。如果家长遇到这样的患儿，可以到医院行24小时动态脑电图检查，儿童良性癫痫伴中央区-颞区棘波综合征患儿发作时脑电图有特征性的表现，主要在大脑中央颞区有反复出现的异常放电；如果同时没有其他神经系统症状，就可以明确诊断儿童良性癫痫伴中央区–颞区棘波综合征了，也不需要其他额外的检查。儿童良性癫痫伴中央区–颞区棘波综合征如果发作不频繁，可以不服用抗癫痫药物；发作频繁影响日常学习者，通常一种抗癫痫药物（如卡马西平、丙戊酸钠）就可以很好地控制，一般控制发作1~2年后就可以逐渐停药。许多家长都非常关心这种疾病的预后情况，让人非常欣慰的是这种癫痫综合征与我们刚才讲到的Lennox–Gastaut综合征、大田原综合征、婴儿痉挛综合征等有截然不同的预后。绝大部分患儿在青春期或成年前发作减少至停止；但也有极小部分的患者遗留有记忆、语言或轻度精神行为异常，随着发作的减少，这部分症状也大多能消失，无智能、认知功能异常。

儿童枕叶癫痫有什么特征，应当如何诊断？

枕叶是大脑的一个部位，位于后脑部。儿童枕叶癫痫是一种与部位相关的癫痫综合征，在临床并不多见。它也是一种与遗传因素密切相关的癫痫综合征，大部分的患儿有癫痫、热性惊厥的家族史。就发病年龄的不同，儿童枕叶癫痫可以分为早发型和晚发型两种。早发型的发病高峰在4~5岁，多在晚间发作，大部分儿童发作频率稀疏。发作时的典型表现为突然呕吐和眼睛斜视，继而出现意识丧失，全身抽搐阵挛，转变为大发作。晚发型的发病高峰在8~9岁，它的发作很有特点：大部分患儿首先出现幻视（比如看到色彩斑斓的圆圈，也可能看到人影等等）、黑蒙甚至短暂的失明，随后出现偏身或全身的抽搐、阵挛，但出现意识丧失的比例不高。大约有一半的患儿在发作时或发作后可以有轻至中度的头痛，性质可以是弥漫性全头痛，也可以是搏动性的头痛。如果去医院行脑电图检查就可以发现，在发作的时候大脑的枕叶有放电的现象，再结合上面讲到的表现，这就能够明确诊断了。如果发作次数不频繁，儿童枕叶癫痫并不急于抗癫痫药物的治疗。如果发作频繁了，传统的抗癫痫药物如卡马西平，丙戊酸就能很好地控制。早发型的枕叶癫痫预后很好，通常在发作几年后就能缓解乃至消失；而晚发型的预后就不一定了，但大部分的患儿经过正规的治疗后，枕叶癫痫是能够控制的，转变成为难治性癫痫的比例并不高。

什么是获得性失语和抽搐综合征？

获得性失语和抽搐综合征在临床上是很少见的，这里我们简单地介绍一下。这是一种原因不明确的癫痫综合征，多在10岁以前发病。典型的表现是儿童在发育过程中逐渐出现对声音的迟钝和语言功能的障碍。实质上，对声音的迟钝是听觉性失认，就是对平时熟悉的声音（包括别人语言）听不明白、不能辨认，因此，患儿常被误诊为听力丧失。语言功能障碍表现在患儿语言交流困难、语言表达的障碍等方面。在语言和听功能障碍出现前后大部分患儿可以有癫痫发作。患有获得性失语和抽搐综合征的儿童通常还会具有一定的精神问题，包括自闭和孤独。脑电图对诊断获得性失语和抽搐综合征是很有价值的，但需要专业的神经科医生去判别。这类患儿头颅MRI的检查结果通常并无异常。获得性失语和抽搐综合征的治疗手段有限，效果不佳，抗癫痫药物和外科手术仅能使一部分患儿发作得以控制，改善语言功能。

什么是颞叶癫痫？

颞叶是人大脑的一个部位，位于大脑的两侧，主管着人的听觉、味觉、记忆、情感、内脏活动等很多的功能。在这里主要为大家介绍一种叫伴海马硬化的颞叶内侧癫痫，因为它的发病率不低，也是成人难治性癫痫最常见的类型之一。这种癫痫综合征的病因十分复杂，最为引人关注也是我们时常对患者提及的原因就是海马硬化。海马位于颞叶深部，是人体记忆最重要的场所。海马硬化的原因目前还不得而知，可能与遗传、幼年时候热性惊厥、新生儿缺氧缺血等因素相关。值得注意的是，有部分患儿幼年时期的热性惊厥可以转变成为伴海马硬化的颞叶内侧癫痫。围生期的损伤，尤其是胚胎发育3个月内母体感染病毒都可以导致胎儿颞叶海马结构的异常。伴海马硬化的颞叶内侧癫痫的后天原因包括颞叶肿瘤、颅内感染、脑外伤和脑血管病等等，但不如海马硬化来得常见。伴海马硬化的颞叶内侧癫痫的发病年龄高峰在6~25岁，部分患者可以有热性惊厥病史。发作类型以单纯、复杂部分性发作和全面发作为主。有的患者在意识丧失出现前有大约2分钟左右的先兆，常被描述为"上腹部不适"、"一种异常的气流样的感觉从腹部上升到咽喉部"、"闻到烧焦的电线（幻嗅）"等等，还可以有恶心、嗳气、幻味等症状；有的患者还可以感到一种蒙蒙眬眬熟悉的感觉（似曾相识感）或是恐怖异样的感觉。随后患者出现意识丧失，常表现为突然的凝视、注目、发呆。后有多种多样、形形色色的自动症随即而来，常表现为不自主的咀嚼、进食、解纽扣、手臂来回摆动、踢腿、来回走动等，发作后患者对这些均无记忆。有的患者可以泛化为全身性强直-阵挛发作。为了明确颞叶癫痫的诊断，我们还需要借助脑电图，如在发作时可以捕捉到颞叶部位的异常放电；头颅MRI对诊断也有价值，有的患者一侧海马有萎缩或异常信号；PET检查对需要手术的患者很有帮助，它可以比较准确地定位出具有异常代谢的脑部病变部位。伴海马硬化的颞叶内侧癫痫常是难治性癫痫，需要多种抗癫痫药物联合用药方能奏效。所以，患者一定要很好地配合神经科医师的治疗，遵从医嘱，千万不能擅自增减药量，更不能擅自停药。对于药物控制不好的患者，我们还可以借助外科手术来控制发作，但这需要神经内、外科医师严格的评估。

在颞叶癫痫中还有一种叫家族性颞叶癫痫的，它发作时候的表现与伴海马硬化的颞叶内侧癫痫很相似。但它具有非常明显的家族史，平均发病年龄较晚，多在20岁之后，而且头颅MRI检查通常是正常的。家族性颞叶癫痫通常预后是良好的，发作频率并不高，且对抗癫痫药物有效。

什么是反射性癫痫，它有哪些种类？

我们在前些的篇章中已经提到过癫痫也可以发生在以往无癫痫发作病史的健康人身上。这种癫痫发作的患者往往没有明确的脑部病变，但有一个明显的特点就是常常由于一定的因素诱发的，诱因常常是视觉、听觉、味觉、嗅觉或精神的刺激，我们把这种癫痫称为反射性癫痫。反射性癫痫的种类繁多，具体的发生机制不清楚。常见的类型有视觉反射性癫痫、听觉反射性癫痫、内脏诱发性反射性癫痫、精神反射性癫痫、语言反射性癫痫等等，我们会在以下问题中逐一解答。反射性癫痫的预后通常良好，有的患者终身仅一次发作。大部分患者通过避免诱因多可以控制发作，传统的抗癫痫药物和脱敏疗法也有不错的效果。

什么是视觉诱发癫痫发作，应当如何诊断？

有些患者在长时间地看电视、看电脑、玩视频游戏后，或是在迪斯科舞厅闪光的霓虹灯下，甚至看到水中反射的阳光、看到阳光透过微风吹动的树叶，在观光电梯等的环境下均能够诱发癫痫发作。发作类型以全身强直-阵挛为常见，发病年龄多在10~30岁之间，女性为多。这就是视觉诱发癫痫发作，专业上称为视觉反射性癫痫。其实，视觉反射性癫痫最重要的诱因就是闪光刺激，其中又以红色的光线最容易诱发。如果能避免这种刺激，那么癫痫发作的频率就会明显减少。如果不能避免的时候，可以遮住一只眼睛，避免双眼同时受到刺激也会有一定的预防作用。还要避免注视高亮度、闪光尤其是闪红光的物体。看电视时候，最好在室内灯光柔和的环境下，电视屏幕要小于12英寸，避免长时间、距离过近地接触电视、电脑。如果发作次数频繁，可以根据不同的发作类型选用抗癫痫药物。这种癫痫可以根据典型的表现而诊断，并不困难。

什么是棋弈诱发癫痫发作，应当如何诊断？

有些患者下棋、打牌、打麻将的时候也能够导致全身抽搐癫痫发作。其实，这是属于精神反射性癫痫，也就是当思考或进行一定心理活动的时候会诱发癫痫。也有的患者在心算、处理复杂问题、考试解难题或计划构思重大项目等的时候突然发生癫痫。发作间期患者脑电图大多正常，仅发作时候有异常的放电。同样，精神反射性癫痫也以年轻患者为多。最好的治疗方法同样也是避免发作诱因和精神过度紧张。

什么是音乐诱发癫痫发作，应当如何诊断？

顾名思义，这是欣赏音乐时诱发的癫痫发作，专业上称之为乐源性癫痫。其实，它属于听觉反射性癫痫的范畴。大部分的患者是在欣赏音乐，尤其在某一个特别的片段或是某种特定乐器（如小提琴、钢琴等）演奏的时候发生癫痫的，而其他的章节或乐器不能诱发。也有的患者仅仅是在谈论或想到某个音乐章节时就能诱发发作。发作的形式多样，有单纯部分发作、复杂部分发作乃至全身大发作。发作的时候，脑电图可以记录到大脑半球颞叶放电现象。同样，结合典型的表现和脑电图，我们就可以确诊为乐源性癫痫了。

阅读也能诱发癫痫发作吗？

阅读也能够诱发癫痫，但非常少见。其实，也可以把它归类在视觉反射性癫痫中。一般大部分患者多在12~20岁间发病，有的还可以有家族史，长时间的默读或是诵读都可以诱发。最初表现为下颌的抽动，发出"喀喇"声，如果这时候停止阅读，发作可以终止；若不终止阅读，则发作可以泛化为全身大发作而出现意识丧失。少部分患者可以发现脑部的病灶。这种阅读性癫痫发作间期的脑电图可以正常，发作时可以记录到多种异常的表现，需要神经科医生去判别。

洗澡也能诱发癫痫发作吗？

这是一种少见的反射性癫痫类型，发作的诱因为热水淋浴或盆浴，水温越高越容易诱发。发作的原因可能与热水洗浴导致的脑血管扩张有关。这种热浴性癫痫多在儿童时期发病，发作类型多为全身强直-阵挛发作和复杂部分性发作。传统的抗癫痫药物，缩短洗浴的时间和降低洗浴的水温可以预防发作。

什么是行为诱发癫痫发作，应当如何诊断？

某些特定的行为如打字、拉小提琴可以诱发多种的癫痫发作类型，包括强直-阵挛大发作、失神小发作等等。这些特定的行为可以促使大脑某些区域的神经细胞过度兴奋而导致异常放电。和其他反射性癫痫一样，避免诱发行为是预防发作最有效的方法。根据患者特定的行为能够诱发癫痫并排除脑部病变后，我们就能够诊断了。

进食性癫痫的特征是什么，应当如何诊断？

有些患者在进餐或进餐后不久会出现癫痫发作，大部分患者是在将食物放入口中或吞咽时发作的。发作的形式有单纯部分性发作、复杂部分性发作和全身性发作。进食性癫痫其实属于内脏诱发反射性癫痫范畴，其发生机制可能是消化道受到刺激牵拉，反射性激发大脑神经元异常放电所致。

反射性癫痫应当如何诊断？

以上，我们详细介绍了反射性癫痫的种类和常见表现。其实，反射性癫痫的诊断和一般癫痫的诊断步骤大致相同。首先，要确定是否是癫痫发作。我们在前面的问题中详细讲述过癫痫发作有哪些特征性的表现和如何判断，这里不再赘述。当然，脑电图监测，尤其是做长时间记录对明确是否是癫痫发作非常重要。其次，我们还要确定发作的类型，因为这对于药物的选择有至关重要的作用。再次，尽管大部分反射性癫痫的患者找不到脑部明确的病变，但也有少部分的患者能够发现像颅脑损伤、肿瘤、血管畸形等的脑部病灶。所以，头颅CT，头颅MRI甚至脑血管造影应该视具体情况选择。最后，也是最重要的一点，一般的癫痫尽管可能存在诱因，但多不明确，且在无诱因的情况下也可发作。反射性癫痫的诱因多明确且一定，尤其是闪光刺激等视觉诱因和听觉诱因最为常见。积极避免诱因就能很有效的预防反射性癫痫的发作。

失神癫痫应当如何诊断？

失神癫痫可以发生在儿童时期和青少年时期，分别称为儿童失神癫痫和青少年失神癫痫。儿童失神癫痫好发的年龄为10岁前，高峰为5~7岁。它的表现为典型的失神发作（患者常突然注目、凝视、呼之不应，手中的物体可以突然掉落等，具体的表现可以参考"症状篇"），每天发作十分频繁（数十次乃至数百次），但每次发作持续时间短暂（通常为4~30秒）。脑电图对于我们诊断儿童失神癫痫十分有帮助，因为失神癫痫在脑电图上表现为非常具有特征性的3Hz的棘-慢复合波。此外，在做脑电图的时候，医生会要求患者做3~5分钟的深呼吸换气动作，因为这种过度换气能够诱发失神发作，这有助于诊断。患者典型的表现加上脑电图就可以很准确地诊断失神癫痫了。如果确立为儿童失神癫痫，那么就没有必要做进一步的检查，因为失神发作患者的神经系统及智能都不受影响。儿童失神癫痫的预后是良好的，绝大多数患者在青春前期癫痫发作都有缓解乃至消失。

青少年失神癫痫多在10~18岁发作，其发病的高峰是在12岁左右。发作时也表现为典型的失神发作，但发作时意识障碍程度较儿童失神癫痫轻，而且发作次数较儿童失神癫痫来得少。儿童失神癫痫和青少年失神癫痫的脑电图表现相似。青少年失神癫痫有终身患病的倾向，部分患者的发作可以持续到青少年后期乃至成年，如果出现全面性强直-阵挛发作的患者，那么预后就更不能确定了。

青少年肌阵挛癫痫应该如何诊断？

青少年肌阵挛癫痫比较常见，常在12~25岁发病，可能与遗传因素有关，一半的患者可以有癫痫家族史，男女发病率大致相等。它的一些特别的表现对我们的诊断很有帮助。首先，它的发作多是在清晨睡眠醒来后不久发生的（常在晨起后0.5~1小时内）；疲劳、缺乏睡眠、过度饮酒、清晨电话铃突然响起是发作强有力的诱因；患者多由于外出旅行、亲朋好友聚会而导致躯体疲劳和睡眠缺乏而诱发。其次，它发作时的首要表现为肩部和上肢猛烈地抽动，即所谓的阵挛发作，不伴随明显的意识障碍。部分的患者继而可以发生全身强直-阵挛发作，这种觉醒后的全身阵挛-强直-阵挛的发作模式对我们的诊断很有提示意义的；也有10%~30%的患者可以出现典型的失神发作情况，通常出现在其他发作之前，持续时间不长。再次，青少年肌阵挛癫痫患者的其他神经系统检查、智能、日常生活能力、神经影像学检查多是正常的，这提示患者多没有严重的脑部病变基础。当然，脑电图或动态脑电图仍是我们诊断和鉴别诊断必不可缺的步骤。通常青少年肌阵挛癫痫药物治疗的效果比较理想，但是这种疾病可能是终身的，要告诫患者不能随便停药，同时也要尽可能地避免缺乏睡眠、疲劳、饮酒、闪光刺激、焦虑等的诱发因素。

热性惊厥和热性惊厥附加综合征是怎么回事，应当如何诊断？

热性惊厥又称为高热惊厥，顾名思义就是发高烧的时候引起全身抽搐。

它是一种特殊的发作性疾病，在幼儿和儿童中很常见，我国5%~6%小儿曾患过热性惊厥。由于它常常是发生在某些急性疾病（尤其是上呼吸道感染和出疹疾病）引起的发热过程中，随着疾病的好转而消失，不具备癫痫长期反复发作的特征，所以热性惊厥一般不需要诊断为癫痫。它常常发生于6个月~5岁的患儿，多发生在体温的上升期，尤其当体温高于38.5℃时容易诱发。发作的典型表现为全身强直-阵挛抽搐：意识突然丧失，双眼球上翻，四肢肌肉强直，痉挛或不停地抽动。发作时间可由数秒至几分钟后自动停止，患儿很快苏醒，大约有40%的患儿有复发的倾向。热性惊厥对大多数患儿来说预后良好，5岁后很少再发作，不影响智力，对脑的损害不大，所以一般不用害怕。但是，也有少数热性惊厥的儿童每次发作持续时间长（可以大于15分钟），且时常反复发生，发作后还可以有精神萎靡、嗜睡等表现，有的儿童还有其他神经系统功能的异常。对于这部分患儿，家长还是要予以重视的。因为这种发作称为复杂性热性惊厥，它对神经系统还是有一定的影响，今后有发展成为癫痫的可能性。热性惊厥的诊断主要依靠高热时候发作，以及发作后没有其他神经系统异常表现而诊断的。脑电图并不推荐作为仅发作1~2次的患儿的评价手段，但是如果患儿发作频繁或是有其他神经系统异常的，还是应该行脑电图检查的。

接下来，我们简单地提一下热性惊厥附加综合征。它有遗传的倾向，可能与某些基因突变有关，这和热性惊厥不完全一样。它的特点是在儿童时期有反复多次的热性惊厥发生。和热性惊厥不同的是，它在5岁后还可以继续有热性惊厥的发作。慢慢地，热性惊厥会转变成为无热的抽搐。无热抽搐的同时还可以伴随其他的发作类型，如失神发作、肌阵挛发作等等。如果遇到这种情况，还是需要到专业的神经科医生那里做全面的检查和评估。

子痫应当如何诊断？

先兆子痫是妊娠期发生的疾病，表现为妊娠20周以后出现蛋白尿、高血压和水肿，还可以有其他系统的表现如胸闷、气短、尿少、出血、头痛、眼花、精神紊乱等症状。子痫多是在先兆子痫基础上发生的，表现为头痛、突然意识丧失、两目上视、手足抽搐、全身强直，少时即醒，但可以复发。子痫的诊断多依靠患者典型的临床表现：

（1）35岁以后的初产妇，肥胖，双胎、多胎妊娠，妊娠前高血压是易患因素。

（2）妊娠20周以后出现蛋白尿、高血压和水肿等妊娠高血压综合征是导致先兆子痫的症状。

（3）在先兆子痫基础上发生突然头痛、眼花、突然意识丧失、牙关紧闭、手足抽搐等表现。

（4）若有脑电图检测，多有异常表现，如局灶性慢波、癫痫样放电等。

子痫是妇产科急症，需要迅速处理，否则可以威胁胎儿甚至孕妇的生命。

症状性癫痫应当如何诊断？

我们在先前的篇幅中已经提到过症状性癫痫的许多种原因了。其实，症状性癫痫的诊断就是根据这些不同的原因做出的诊断：

（1）创伤性癫痫：是症状性癫痫最常见的原因。这些患者多有明确的头颅外伤病史，癫痫可以在外伤后不久发生，也可以在外伤后的数月乃至数年后才发生。不同时期头颅影像学的评估对于诊断有帮助。外伤后的急性期可以有颅骨骨折、颅内出血、脑挫伤等表现。结合头颅外伤病史、脑电图和影像学就可以诊断了。

（2）手术后癫痫：许多开颅的手术（例如脑肿瘤切除，脑脓肿清除等）也可以使患者的癫痫发生率上升，这主要与手术的部位、创伤的大小、原发病的部位等因素有关。对于近期做过颅脑手术的患者出现癫痫发作，就应该警惕手术后癫痫的可能了。

（3）神经系统疾病：许多神经系统的疾病都可以引起癫痫发作。常见的有脑肿瘤、颅内感染、颅内寄生虫等。脑肿瘤的患者一般多有长期慢性、进行性加重的头痛、呕吐、视物模糊等颅内压增高的症状；也可以出现偏瘫、偏盲等肿瘤压迫症状，头颅MRI检查能够很好地做出鉴别。颅内感染、寄生虫的患者可以有头痛、发热、抽搐、偏瘫等的症状，结合头颅MRI检查、脑电图检查，必要时腰穿检查可以明确诊断。患者一定要到医院具体明确原因、做出诊断。还有许多神经科的疾病，如神经皮肤综合征、神经变性疾病、神经系统遗传性疾病、皮层发育不良等也可以导致癫痫发作。可以咨询专业的神经科医生。

（4）药物性癫痫：包括抗精神病药物、麻醉药物、镇痛药物、抗肿瘤药物、部分抗生素、激素、酒精、茶碱、甚至抗癫痫药物在内的许多种药物都能够导致癫痫发作。我们会详细询问患者这些药物的服用情况，以诊断和鉴别药物性癫痫。

（5）内科疾病：内科疾病中也有很多疾患能够导致癫痫发作，如系统性红斑狼疮、血管炎、甲状旁腺功能低下、恶性肿瘤的转移、胰岛素瘤等等。所以，当成年的患者一时无法确定癫痫的病因时，也要考虑到这些疾病的可能。有时候，诊断和鉴别可能并非轻而易举之事，但必须努力地去寻找。因为这些疾病的早发现、早治疗关乎着患者的生存。

癫痫患者脑电图检查的重要性如何？

脑电图其实借助的是现代电子信号技术，将人脑的电活动信号放大并记录在纸上。脑电图分析的是人脑电活动，而癫痫是人脑电活动的异常，所以脑电图是诊断和鉴别癫痫与其他疾病，区分癫痫类型必不可少的检查方法。脑电图还能够判定癫痫的部位，比如颞叶癫痫的患者发作时在颞区可以记录到异常的放电；儿童良性癫痫伴中央区-颞区棘波综合征的患者可以在中央区记录到异常的放电等等。除此之外，脑电图对指导癫痫患者用药、评价药物疗效、估计预后及外科手术的定位都有十分重要的价值。所以，对怀疑的癫痫患者应当进行脑电图检查。但是需要强调的一点是，不能单单凭借脑电图的异常就诊断为癫痫，因为有很多脑部疾病都可以引起脑电图异常；同样，也不能凭正常脑电图就排除癫痫，因为癫痫的患者在发作间期脑电图完全可以正常，一定要与患者的症状结合起来综合考虑。

患者在接受普通脑电图检查时，只需要戴个"帽子"，将电极放置在脑袋表面即可记录，无创无痛苦，十分方便。在检查的过程中，我们还可以做很多诱发试验，如过度换气、闪光刺激、睡眠剥夺等，在癫痫的患者中，有时能够诱发出异常的脑电活动，提高诊断的效率。由于癫痫是发作性的疾病，一次记录可能不足以发现异常的电活动，所以现在又有了长程动态脑电图检测，能够长时间动态捕捉大脑的异常电活动，尤其是睡眠时候的检测，使得确诊率大大提高。现在还有头皮电极、蝶骨电极、硬膜下电极和脑内电极，这些都是有创的，但定位更为准确，用于术前的评估和定位。

正常人脑电图的特征有哪些？

正常人的脑电图的波形主要是由 α、β、θ、δ 四种波形组成的。这四种波形的差异主要在于频率不同。其中，β 波的频率最快，所以它的图形比较密集；而 δ 波频率最慢，所以它的图形比较疏松。此外，这四种波形的出现也有规律：在清醒、安静、闭眼时主要出现 α 波，主要分布在枕部和顶部（相当于后脑勺和头顶的位置）；睁眼后、做脑力活动时出现 β 波，常分布在额部和颞部（相当于额头和头两侧的部位）；睡觉时常出现 θ 波和 δ 波，这两种波也称慢波，成人清醒时不应该有 δ 波，如果清醒时大量出现 δ 波，或四种波出现的规律发生异常了，就说明脑电活动可能有问题了。

正常人在脑电图检查中是很少出现像棘波，尖波等波形的，其出现的概率不足 0.2%。相反，棘波、尖波在癫痫的患者中，无论发作期或发作间期都比较常见。如果患者有大量的棘波、尖波的出现，再加上有癫痫发作的临床表现，诊断癫痫的可能性就很大了。

癫痫患者的脑电图有哪些病理的表现？

癫痫患者的脑电图相较上一问题所说的正常脑电图而言，是有异常的放电现象，专业上称为癫痫波发放或癫痫样放电。这种异常的放电现象可以发生在癫痫发作的时候，也可以出现在癫痫发作的间期。棘波、尖波、棘慢波、尖慢波、多棘波等不同形态、不同时限的癫痫放电的波形便由此诞生了。这些癫痫样放电波的波形和正常脑电图波形相比较而言，多呈现尖锐、高耸、密集的形态。如果患者在发作期或发作间期的脑电图能够记录到这些波形，结合发作时候的表现，是否为癫痫发作就能够清楚地诊断了。

除此之外，如果癫痫是发生在脑部病变的基础上的，我们用脑电图还可以记录到其他异常的表现。就像我们上一问题所叙述的慢波增多、弥漫性或局灶性的慢波等都是脑部病损的表现。但要注意的是，这些异常仅仅能提示脑部有病变，但不能明确是何种病因造成的，明确病因需要进一步的检查。

某些癫痫综合征在脑电图上有特异的表现，也非常有助于我们的诊断和区分癫痫类型。如失神小发作的患者就表现为特异的3Hz的棘-慢复合波，Lennox-Gastaut综合征发作间期的脑电图可呈现为2~2.5Hz的慢棘-慢波和多棘-慢波，West综合征的患儿脑电图有"高幅失律"等表现。当然，这都需要专业的神经科医生去鉴别。

脑电图正常就一定能排除癫痫吗？

不能。癫痫发作的时候一般都能记录到异常癫痫样放电的脑电图，此时可以明确诊断癫痫。但普通脑电图阳性率比较低，只有30%，特别是那些脑部没有严重器质性病变且发作次数并不频繁的患者，在癫痫的发作间期，普通的脑电图检查完全可以是正常的，可以没有棘波、尖波、棘慢波、尖慢波、多棘波等癫痫样放电的脑电表现。所以，对于临床症状比较符合癫痫发作的患者，一次脑电图检查的正常并不能排除癫痫的诊断。对于怀疑是癫痫的患者，如果普通脑电图正常，有条件的话我们会推荐做长程动态脑电图检查。这样既能够延长脑电检测的时间，增加寻找到异常放电的概率，又能够对患者睡眠及入睡期进行检测，对于那些入睡期及浅睡眠期发作的患者尤为适用。

脑电图异常就一定是癫痫吗？

有很多患者或其家属问我，脑电图异常就一定是癫痫吗？我的回答是不一定。脑电图异常是个非常广泛的概念，既可以是棘波、尖波、棘慢波、尖慢波、多棘波等癫痫样放电的异常改变，也可以是在清醒的脑电图中出现慢波增多、弥漫性慢波、局灶性慢波等非特异的异样。尤其是后者的异常表现常是非特异性的，可以出现在脑血管疾病、脑肿瘤、脑缺氧、脑部感染等多种疾病中。慢波增多、弥漫性慢波、局灶性慢波仅仅能提示脑部可能有病变，但并不能明确其性质。

那么癫痫样放电的出现就一定是癫痫吗？也不一定。癫痫诊断最关键的还是临床表现。如果仅仅有癫痫样放电而没有临床表现的不能诊断为癫痫。在脑肿瘤、脑部感染甚至少数正常人中有时也可以记录到癫痫样放电的异常波形，如果他们没有典型癫痫表现的话，是不能诊断为癫痫的。

长程脑电图对癫痫的诊断价值如何？

前几个问题当中，我们已经谈到过有一部分癫痫患者，一次乃至多次的短时间普通脑电图描记的结果都是正常的。其原因是这部分癫痫的患者在发作间期脑部异常的放电并不多，很难通过一次检查就捕捉到。如果这部分患者脑部没有明显的病变，平时发作次数又很少的话，那就更难仅仅通过一次短时间的脑电记录发现异常了。所以，对于那些临床上很像癫痫发作而又拿不到脑电异常证据的患者，长时间的脑电图记录就会十分有帮助，24小时乃至更长时间的脑电检测也很有必要了。长程的脑电图检测的好处有三：其一，通过长时间动态的检测，使得发现异常放电的概率大大增高，显著提高癫痫诊断率。其二，有些癫痫的发作是在睡眠中或是清晨，也有的是看电视、听音乐诱发的，长程的动态检测可以发现这些时候脑电的异常，而传统短程的检测则很难发现。其三，动态检测能够更好地判定癫痫起源的部位，为癫痫的诊断、分型乃至手术部位的确定提供了可靠的依据。要让患者放心的是，动态脑电图检测也是无创的，没有任何的痛苦。所以，动态脑电图对癫痫的诊断是十分有价值的。

为什么说脑电图对失神发作（小发作）有非同寻常的价值？

说脑电图对失神发作有非同寻常的价值，这话一点儿也不假。因为失神发作患者的脑电图会显示特征性的3Hz的棘-慢复合波，即在1秒钟内棘-慢复合波出现了3次。通过患者的临床表现和脑电图检查就能准确地确定失神发作，也没有必要再做进一步的检查。而对于其他大部分的癫痫类型，就可能要结合更多的手段综合判断癫痫的种类和原因了。

为什么说头颅CT或核磁共振（MRI）对癫痫的病因诊断是有必要的？

癫痫都是有原因的。其中，部分癫痫患者尤其是20岁之后才发病的癫痫患者大多都可以找到脑内明确病变；常见的原因有脑外伤、脑肿瘤、脑血管畸形、脑梗死、脑部感染、寄生虫、脑畸形、皮质发育不良、灰质易位、脑萎缩等等。头颅CT或MRI是当今最常用的、无创的头颅影像学检查方法，能够非常有效地发现上述脑内病变，从而明确癫痫发生的根本原因。还有，对于部分颞叶癫痫的患者，头颅CT或MRI的检查也有很大的诊断价值，尤其通过MRI检查可以发现颞叶癫痫的患者可能存在一侧海马的萎缩或有异常的信号，对诊断很有帮助。有些癫痫的病因如脑肿瘤、脑部感染、脑血管畸形、寄生虫等，是可以通过适当的内外科治疗而完全康复控制发作的。所以，除儿童失神癫痫外，我们一般都会建议患者行头颅影像学检查。相较CT而言，MRI对微小病变的判断更为准确、影像更为清晰，但价格略为昂贵。

PET或SPECT检查对癫痫诊断的价值如何呢？

PET又称为正电子发射断层扫描技术，SPECT又称为单光子发射计算机断层扫描技术，它们其实检查的是脑部的代谢情况。我们知道，癫痫的发生其实是脑细胞的异常放电，而这种放电势必会造成脑细胞代谢的紊乱，其结果很可能是在癫痫的发作期，放电区域的代谢增高；而在发作间期，这些区域的代谢就降低。PET和SPECT检查能够非常有效地发现这些区域的代谢变化，所以它们是癫痫病灶定位、癫痫种类判别乃至药物和手术治疗效果判别的良好辅助检查手段，尤其适用于那些需要外科手术患者的术前定位和疑难癫痫患者病灶来源确定等方面。相较SPECT而言，PET检查准确性和敏感性更高，但价格非常的昂贵。也正是由于这个原因，使得PET检查很难在应用在所有癫痫患者诊断和评价中。所以，目前对于那些通过常规脑电图、头颅MRI或其他检查已经能够明确癫痫病因或判定癫痫部位的患者，就可以暂不考虑做PET或SPECT检查；而对于那些癫痫原因还不明确、部位不确定或是需要进行外科手术治疗癫痫的患者，还是很有必要做PET或SPECT检查的。

脑磁图对癫痫的诊断价值如何？

脑磁图这个名词对于国内大部分患者来说还是非常陌生的，它是一种崭新的检查设备。前面已经提到过了，大脑活动其实就是电活动，而电活动是能够产生磁场的。人脑周围的这种磁场就称为脑磁场，但这种磁场强度很微弱，要用特殊的设备才能测知并记录下来。需建立一个严密的电磁场屏蔽室，在这个屏蔽室中，通过特殊的仪器可测出极微弱的脑磁波，再把它记录下来形成图形，这种图形便称作脑磁图。它是反映脑的磁场变化，这与脑电图反映脑的电场变化不同，脑磁图对脑部损伤的定位诊断比脑电图更为准确，而其图像清晰易辨。还有一点，脑磁图可以通过分析软件将脑磁图定位的数据与头颅MRI融合。所以，接受了脑磁图检查也实质上接受了头颅MRI的检查。说白了，脑磁图就是人脑"生物磁场"与"形态"检查的完美结合，因而具有更为准确的诊断价值，尤其对于癫痫。那么，脑磁图对于诊断癫痫的优越性体现在哪里呢？首先，它能非常准确地定位出癫痫的致病病灶，而且这种能力要优于脑电图、PET、SPECT等任何一项检查，所以它对癫痫病因的诊断和鉴别、癫痫类型的判定都非常有帮助。其次，脑磁图能够非常准确地定位出人脑的功能区。所谓功能区就是人脑控制语言、运动、感觉等重要功能的区域，这种功能对于减少癫痫患者手术中对关键区域的损伤大有帮助。基于脑磁图上述的优越性，它非常适合需要手术癫痫患者的术前定位以及脑功能的综合评估，从而增加手术的成功率，减少不必要的损伤。虽然脑磁图具有那么强大的优越性，但是它的费用十分昂贵，而且目前国内只有为数不多的几家医院拥有，这也限制了它的普及。

基因诊断对癫痫诊断有帮助吗？

有患者问我，癫痫是否能够抽个血、查个基因就明确诊断呢？我对于这个问题想谈两点。第一点，癫痫都是有原因的。有些是由遗传因素，基因突变所造成的；尤其很多种类的癫痫综合征，如良性家族性新生儿惊厥、常染色体显性遗传夜间发作额叶癫痫、家族性颞叶癫痫、儿童良性癫痫伴中央区–颞区棘波、儿童失神癫痫、热性惊厥附加综合征等，都找到了突变的基因位点。对于这部分患者，基因诊断是有很大的帮助，甚至能够预测下一代的发病风险。目前国内有些大型的医院也正在开展基因诊断技术，相信很快就能造福患者。但也有部分癫痫是由于脑肿瘤、脑外伤、脑部感染、寄生虫、脑血管畸形等脑部病变造成的。对于这部分患者，大多能够通过影像学确诊，基因诊断的意义就不那么大了。所以，是否采用基因诊断是建立在医生对患者全面评估的基础上，基因诊断对某些患者确实有帮助，但也不能诊断出所有种类的癫痫。第二点，即使是基因检测，也要和患者的临床症状及脑电图检查密切联系在一起的。因为有些患者基因检测为阳性结果但并不发病，这是遗传因素造成的，而且基因检测偶尔也会有漏检的情况。所以，一定要综合患者的表现和其他检查共同诊断，以免加重患者不必要的心理负担，也防止技术上的漏诊。

癫痫患者应该如何科学合理地选择辅助检查手段？

对于疑似癫痫的患者，合理的辅助检查有助于我们准确的判断，进而明确癫痫的发生原因。首先，我们常选择脑电图检查，这对于明确是否为癫痫很有帮助；必要时应该选择长时间脑电图检测，如24小时动态脑电图，延长脑电图捕捉异常放电的时间。其次，当我们明确癫痫诊断后，就应该积极寻找原因了。除了典型的儿童失神癫痫和儿童良性癫痫伴中央区－颞区棘波综合征外，如没有禁忌，都应该接受头颅影像学的检查，如行头颅CT，但最好是头颅MRI。对于怀疑是脑血管畸形的，我们还可以做脑血管造影（DSA）检查。基因学检查目前还没有非常普遍地开展，对于某些有非常明显癫痫家族史的患者或是怀疑某些有遗传倾向的癫痫综合征的患者，可以因人而异地选择染色体或基因学检查。再次，如果上述那些检查仍不能明确癫痫部位，或是那些需要进行外科手术切除癫痫病灶而要准确定位的患者，就可以选择PET检查或是更好的脑磁图检查，但是价格比较昂贵。

需要强调的一点是，如果有癫痫发作而脑内又没有发现明确的致痫灶的患者，是十分有必要内科全面检查和评估的。要查血糖，腹部B超或CT以排除低血糖乃至胰岛细胞瘤；要做必要的心脏科的检查如动态心电图、心脏超声等排除严重的心律失常或是其他心脏科疾患。低血糖和严重的心律失常是导致癫痫发作最危险的内科原因。肝功能、肾功能、血电解质、甲状腺功能、甲状旁腺功能的检查也很重要，因为肝肾功能衰竭、低钙血症、甲状腺功能紊乱、甲状旁腺功能衰退等内科问题有时也可导致癫痫发作。这些检查都非常方便，大部分是无创的或是抽个血就能明确的。千万不能掉以轻心、疏忽大意。

为什么癫痫发作一定要排除低血糖？

各位读者可别小看了低血糖的威力，它可是内科常见的急症，如果发作时候得不到有效治疗，是非常危险的。低血糖系由多种原因引起的血糖浓度过低所致，一般以血糖浓度 $< 2.8mmol/L$ 为诊断标准。它常常发生于糖尿病口服降糖药的患者，或发生于晨起进食量少，空腹晨练或剧烈活动、过度劳累等情况下。它发作时的主要表现为激动不安、头痛、头晕、注意力涣散、饥饿、软弱、出汗、心跳过速、双手发抖、一过性黑蒙，甚至昏迷，也有一部分的患者可以表现为四肢抽搐、癫痫大发作，因而它是内科疾病中造成癫痫样发作最常见的原因之一。所以对于那些不明原因癫痫发作，尤其是糖尿病口服降糖药的患者一定要做血糖检查排除低血糖发作。还有一种疾病叫胰岛细胞瘤，也并不少见。由于这种肿瘤时常会不恰当地分泌胰岛素而导致患者时常表现为低血糖发作，其中相当一部分患者发作时有四肢抽搐等癫痫样的表现。由于医生对本病不甚了解，是很容易误诊的。胰岛细胞瘤需要测定血胰岛素含量，或做腹部B超、腹部CT诊断的。所以，对于不明原因癫痫发作的患者来说，也要考虑到这种疾病的可能性，不要掉以轻心。

为什么癫痫发作也要排除低钙血症？

低钙血症完全可以导致癫痫的发作，所以对于不明原因癫痫发作的患者来说，也要排除低钙血症。低钙血症的原因可以有很多，比较常见的原因在成人有甲状旁腺功能减退。所以，如果确诊低钙血症，也要查甲状旁腺的功能。低钙血症在成人中的主要表现有骨质疏松、头痛、骨痛、全身无力，心律失常；另外，神经肌肉兴奋性增高也是重要的症状，表现有手脚抽筋、肌肉抽动、癫痫大发作等等。诊断低钙血症非常容易，只要到医院去抽个血，查个血钙就可以了。婴儿和儿童中，低钙血症的常见原因是维生素 D 的缺乏。所以，婴幼儿的低钙血症还要查血维生素 D 的水平。婴幼儿低钙血症可以表现为惊厥发作，表现为突然发生全身痉挛、手脚抽搐、头后仰、口吐白沫、大小便失禁等，发作持续数秒到数分钟不等；严重的可以有喉部痉挛而危及生命。平时不发作的时候可以有面部肌肉轻微的抽动等表现。如果有这些症状，那么家长就应该引起足够的重视，要到专科医院进行检查了。

为什么说对于不明原因癫痫发作的患者要排除心脏科的疾患？

有些严重心脏科疾病的发作，尤其是那些室性心动过速、心室颤动、严重的心动过缓在内的心律失常的患者，其有时的表现非常类似癫痫发作。这些严重心脏科的疾病发作时可以导致心脏对脑部供血骤减，由于脑部突发的严重缺血和缺氧而引起意识丧失、全身抽搐等表现。成人中，最常见到的原因是冠心病诱发的严重心律失常；在儿童中，一些遗传性的疾病如长 Q-T 综合征则应当首先排除，尤其对于有家族史的患儿。这些疾病常在剧烈活动、情绪激动时诱发。由于这些心脏科的疾病常是会致命的，所以对于任何的不明原因意识丧失、抽搐的患者应当进行详细的心脏科检查，包括心电图、动态心电图、心脏超声等等。排除心脏科的疾病是首要的。

为什么晕厥的患者容易误诊为癫痫？

晕厥很常见，它主要是由于各种原因导致的一过性脑部缺血和缺氧。

究其原因非常的复杂。其中由于突然体位改变、环境闷热、焦虑、情绪激动、头颈转动、见血、排尿、疼痛等刺激引起的自主神经功能紊乱而致血管扩张、血压下降引起的晕厥称神经反射性晕厥，占晕厥的绝大部分。严重的心脏科疾病如心动过缓、停搏等会导致脑血供骤减，也能引起晕厥，称心源性晕厥。为什么晕厥容易误诊为癫痫呢？因为晕厥的发生也非常突然，有意识丧失、跌倒，有的患者还可以有四肢轻微地抽搐，这些症状非常类似癫痫发作。但是，晕厥也有本身的一些特征，有助于我们区分癫痫。首先，大部分晕厥的患者发作前可以有突然体位改变、环境闷热、情绪激动、见血、排尿等诱因。其次，晕厥大多在白天发生，不像有的癫痫可以发生在晚上或是清晨醒来的时候；晕厥在发作的时候常有面色苍白、大汗淋漓、全身松弛的现象，不像癫痫发作时表现为面色潮红、全身肌肉紧张。此外，晕厥发作时尿失禁、舌头咬伤等现象比癫痫要少得多。行脑电图检查对于我们鉴别癫痫和晕厥是非常有帮助的。晕厥在发作间期脑电图大多正常，发作期的脑电表现也没有癫痫的那种异常放电现象。对于晕厥的患者，心脏科的检查是必要的。心电图、动态心电图、心脏超声等检查能够排除心脏科的疾病。

癫痫与偏头痛应该如何鉴别？

有些类型的偏头痛发作时也可以有意识不清，要与癫痫相互鉴别。一般地，大约50%的偏头痛患者是有偏头痛家族史的，偏头痛发作时多呈现严重的单侧或双侧搏动性头痛，患者会感到头痛呈"一跳一跳"的，和脉搏的节律一致。大部分患者偏头痛发作的时候会有畏光、恶心、呕吐等症状，而癫痫的患者多无明显头痛或头痛不剧烈，且一般不会有搏动性头痛。当然，脑电图检查还是非常有价值的。偏头痛在发作期间或发作后脑电图常显示局灶性的慢波，这和癫痫脑电图显示的尖波、棘波、棘慢波等异常放电波是不同的。

癫痫与梅尼埃氏病应该如何鉴别？

梅尼埃氏病是五官科最为常见的疾病之一，它主要是耳中迷路积水所导致的。它的特点是反复发作的眩晕，伴有明显的恶心、呕吐、耳鸣、耳胀，随着疾病发展可以发展成为耳聋。眩晕发作的时候，患者可以感觉到周围物体在明显的摇晃或绕着自己旋转，或感觉到自身在旋转。患者发作时不敢站立、不敢行走，不敢睁眼，每次发作多持续数分钟到数小时，也有数天才逐渐恢复的。典型的梅尼埃氏病与癫痫的发作不难鉴别，主要是梅尼埃氏病有严重的眩晕、耳鸣和进行性听力减退，发作时多没有意识丧失、抽搐、大小便失禁等。而癫痫发作多有意识丧失、口吐白沫、抽搐、大小便失禁等。同样，脑电图对于两者的鉴别也有帮助，梅尼埃氏病是没有尖波、棘波、棘慢波等癫痫异常放电波的。

癫痫与癔症发作应该如何鉴别？

癔症发作又称为假性发作，俗称"歇斯底里发作"，是由于心理障碍引起的脑部功能异常，而没有脑电或脑结构的异常。癔症发作很容易误诊为癫痫，因为有时它的发作表现与癫痫极为相似。它的发作有明显的精神因素，如生活事件，内心冲突或情绪激动，暗示或自我暗示。多数起病于35岁前，女性居多，发病急骤，表现千奇百怪、无奇不有，哪一位医生也无法完全描述癔症的全部症状。有的患者表现为情感暴发，即在受精神刺激后突然出现以尽情发泄为特征的临床症状：号啕痛哭，又吵又闹，以极其夸张的姿态向人诉说所受的委屈和不快，甚至捶胸蹬足，以头撞墙，或在地上打滚，但意识障碍不明显。也有的患者表现为意识障碍：意识蒙眬状态或昏睡，患者可以突然昏倒、呼之不应、全身僵直，有时有不规则抽动、呼吸急促、表情痛苦，非常像癫痫发作，但是舌咬伤，大小便失禁的发生概率比癫痫要少。也有一部分患者表现为运动或感觉异常，如一侧肢体不能运动，感觉丧失；也有患者对局部的触摸特别敏感，非常轻微地触摸即感到疼痛异常；视觉障碍的患者表现为突然"失明"，患者自述什么也看不见，但行走时却可避开障碍物；听觉障碍表现为在强烈的精神因素影响下，患者自觉双耳突然失去听力，但睡眠中可被叫醒等等。癔症发作持续时间的长短与周围环境有关。尽管癔症发作和癫痫发作有些情况比较相似，但两者还是能够鉴别的。脑电图检查是十分有效的手段。癔症无论在发作间期或是发作时都不会出现癫痫样放电的脑电改变，如果有条件做长时间动态脑电图检测就能更好的鉴别了。

癫痫与短暂性脑缺血发作应该如何鉴别？

短暂性脑缺血发作俗称"小中风"，是由于各种原因导致的脑动脉一过性或短暂性供血障碍，和癫痫相比，它的表现有一定的特点。首先，短暂性脑缺血发作多见于50岁以上的人群，常有脑动脉硬化、冠心病、高血压、糖尿病、高脂血症等卒中的危险因素；而癫痫多见于青年人，可能没有卒中的危险因素的，但有的可能有癫痫家族史。其次，短暂性脑缺血发作时间多为数分钟到数小时，而癫痫发作多在数分钟内终止。短暂性脑缺血发作的时候的症状多表现为缺失症状，如一侧肢体突然不能运动、感觉麻木、言语不清、口眼歪斜等，极少数的患者有突然意识不清，跌倒在地；而癫痫发作的症状多表现为刺激症状，如肢体抽搐、全身强直等；舌咬伤、口吐白沫、大小便失禁等症状常见于癫痫发作而非短暂性脑缺血发作中。再次，脑电图检查对鉴别短暂性脑缺血发作和癫痫亦有很大帮助。癫痫发作时的脑电图可以记录到异常的放电，而短暂性脑缺血发作不能。短暂性脑缺血发作可以是"大中风"的先兆，也要引起高度的重视，发作的时候要到医院积极治疗，还要检查是否有脑动脉硬化、冠心病、高血压、糖尿病、高脂血症等卒中的危险因素；如若发现，也要一并治疗。

癫痫与睡眠障碍（夜惊，睡行，睡眠中肢体周期性运动）应该如何鉴别？

夜惊和梦游是儿童常见的睡眠障碍，其发作时的表现有时候也容易和癫痫混淆。夜惊大概见于1%~5%的正常儿童中，它可以发生在儿童的任何时期，5~7岁最为多见，青春期以后就比较少见了。夜惊表现为入睡一段时间后突然惊醒，瞪目坐起、躁动不安、面露恐怖表情，但意识仍呈蒙眬状态，很难叫醒。同时还可以有面色苍白、呼吸急促、大汗淋漓、脉搏加快等表现。在持续一段时间之后，患儿又能自行入睡。夜惊可以自愈，但偶尔可以成为癫痫早期症状之一。睡行，通常叫作"梦游"，多发生在儿童和青少年，随年龄增长发病率下降，成年后大多可以自愈。睡行常发生在入睡后的前三分之一的夜晚，患儿表现为从睡眠状态中起来，睁开眼睛漫无目的走来走去，目光呆滞，步伐缓慢但能避开障碍物，有时手上还把玩一些器具或喃喃自语。有的患儿甚至可以开门外出、逛街等等。一般发作时很难叫醒，持续数分钟至数十分钟后能自行回床再次入睡，醒后不能回忆。睡行可以同时伴有夜惊。夜惊和睡行的表现有时类似癫痫中的复杂部分发作，但后者可以在一天中任何时候发生，发作时的动作刻板、单一。最关键的是癫痫的发作必将伴随脑电图的异常，所以长时间的脑电图检测能够很好地将夜惊、睡行与癫痫区分开来。

睡眠中肢体周期性运动说白了就是在睡眠中出现肢体，尤其是下肢规律、刻板的运动，常表现为下肢猛烈、规律地蹬床，每次大约持续数秒钟，可以反复出现。患者一般并不知道，大多是室友次日告知的。这种疾病并不少见，是造成失眠的常见原因之一，但病因不明了。睡眠中肢体周期性运动并非癫痫发作，我们可以通过睡眠脑电图检测与癫痫鉴别。

癫痫与儿童抽动症应该如何鉴别？

儿童抽动症是比较常见的，大多发生在15岁之前。儿童抽动症有它的特点，一般而言，头、颈、面部、手部的肌肉抽动是比较常见的。患儿常常表现为不自主的皱额、噘嘴、点头、摇头、耸肩、甩手、踢腿甚至更为复杂的动作；有的时候患儿还可以伴有喉咙发声，如发出清嗓声、咳嗽声、哼哼声、咕咕声等，甚至可以有秽语。如果患儿紧张或者情绪激动，那么抽动就会增加；反之，如果放松或入睡，抽动就会明显减少乃至消失。抽动症的患儿还有一个特点，就是抽动可以通过患儿的意志暂时克制，但克制的时间长短不一。有些患儿还可以有注意力不集中、学习成绩下降、多动等的表现。还有一种疾病在儿童和青少年中非常常见，我们称之为习惯性痉挛，它的表现为身体某一个特定部位肌肉时不时地抽动。有的表现为时不时地点头、摇头，也有的表现为时不时地噘嘴、抽鼻子、做鬼脸等等，家长时常认为是孩子淘气，是需要改掉的坏习惯。同样，这些表现可以通过意志暂时克制。抽动症的患儿绝无癫痫发作那些意识蒙眬或丧失、口吐白沫、大小便失禁、舌咬伤等表现的。此外，癫痫引起的抽搐是很难通过意志控制的，这和抽动症有很大的差别，因而抽动症可以很好地和癫痫区分开来。如果对于不能区分的患者，脑电图检查尤其是长时间的脑电图检查是非常有效的鉴别手段。

难治性癫痫应当如何诊断？

癫痫是可以治疗的疾病，其中1/3的患者是可以治愈的，85%的患者通过积极合理地治疗可以控制发作。但是，也有15%左右的患者通过常规治疗难以控制发作，尤其是通过三种或三种以上的药物仍不能很好地控制时，我们就要考虑诊断为难治性癫痫了。对于难治性癫痫的患者要注意以下两点。第一，它是否真的是难治性癫痫，还是医生用药不当？我们在前面的篇章中谈到过，不同癫痫发作类型的药物选择有所不同。举个例子，有位患者来看门诊，外院诊断为失神发作，给他吃丙戊酸（德巴金），但他的发作一直控制得不好。我们通过检查发现他的发作类型其实是复杂部分性发作，给他换用了卡马西平（得理多），发作就被控制了。相反，如果是失神发作的患者，一旦判断为复杂部分性发作而给予服用卡马西平，那就更糟了，因为卡马西平是可能加重失神发作的。这个例子的目的就是为了说明对于难治性癫痫的患者，最先要排除是不是由于医生用药不当，或是不是药物剂量不足等原因所造成的。第二，如果最初医生用药方案是正确的，发作确实控制不好，那么我们就要进一步探讨癫痫本身导致"难治"的原因了。有些症状性癫痫若找不到病因是很难通过药物治疗的，像脑肿瘤、脑内寄生虫、脑血管畸形等，若不手术治疗切除病灶，单单通过药物是很难控制发作的；相反，手术切除病灶后，大部分患者就不难治了。这些疾病我们可以通过头颅MRI、血管造影的检查方法发现。还有就是某些种类的癫痫综合征了，这些"坏家伙"本身就可以是很难治疗的，像我们在前面章节谈到的Lennox-Gastaut综合征、婴儿痉挛综合征、Rasmussen综合征、大田原综合征和颞叶内侧癫痫综合征本身就是难以治疗和控制的，大多需要多种药物联合治疗或者是手术治疗。当然，这些综合征是需要专业的神经科医师来判定的。还有些难治的原因可能是由于机体某些基因突变造成对药物治疗的抵抗，我们在这里就不作赘述了。如果被确立为难治性癫痫，患者也不用完全失去信心，因为通过专业神经科医生的评估，采取合理的药物联合或手术治疗后，超过半数的患者是可以控制癫痫发作的，生活质量也可明显提高。

治疗篇

- ◆ 癫痫患者药物治疗有哪些原则？
- ◆ 是不是一旦诊断癫痫就要开始服药？哪些癫痫
  患者应该接受药物治疗？
- ◆ 抗癫痫药物的作用机制是如何的？
- ◆ 传统的抗癫痫药物有哪些？
- ◆ 新型的抗癫痫药物有哪些？与传统抗癫痫药物
  相比，其优势体现在何方？
- ◆ ……

癫痫患者药物治疗有哪些原则？

首先，要决定适当的治疗时机。一方面，只有明确诊断为癫痫的患者才建议正规足疗程用药；另一方面，不是每一位有癫痫样发作的患者都需要用药，由于人一生中偶有一次至数次癫痫样发作的机会高达5%，其中很多为确定的诱因如熬夜、缺觉、过度兴奋等引起，这些并不需抗癫痫药物治疗，而是建议患者避免诱因后加强观察。对于首次发作的患者，过去认为需要等到下次发作再决定是否用药，如1年中有2次或多次发作则需要进行正规药物治疗。目前的观点认为正确评估再次发作的风险是非常重要的，存在以下3个因素则被认为再发癫痫风险非常高：①夜间癫痫大发作。②核磁发现颅内有明显的结构改变。③脑电图显示有局灶性癫痫波发放。存在上述情况的患者，可以在首次发作后给予积极的治疗，当然治疗的时机仍建议在神经专科医生的指导下进行。

其次，要科学地选择抗癫痫药物，即根据癫痫发作类型选择药物。大部分癫痫患者如果选药得当，单药治疗完全可以控制发作。因此坚持单药治疗也是癫痫治疗中的重要原则。单药应自小剂量开始，缓慢增量至能最大限度地控制发作而无不良反应或反应很轻的最低有效药物浓度。难治性癫痫患者在尝试一种到两种单药无效、有多种发作类型等情况下应给予必要的多药联合治疗。

再次，癫痫的治疗必须个体化。由于癫痫患者个体差异较大，有的较低浓度就已经有效，有的在治疗浓度内即出现明显的毒性反应，因此临床应注意监控疗效及药物毒副作用，及时调整药物剂量以达到最佳疗效，避免不良反应。

最后，必须长期、规律服药，切忌随意改动剂量或用法、擅自更换药物或突然停药。一般而言，特发性癫痫通常在癫痫发作完全控制1~2年后，非特发性癫痫在发作完全控制3~5年后才可考虑减量和停药，接近半数以上的患者需终生服药。停药过程应根据所服药物的剂量及种类进行调整，通常用1~2年逐渐减少剂量，如减量后有复发趋势或脑电图有明显恶化，应再恢复原剂量。

需要提醒的是，对于那些有明确病因的继发性癫痫，还要积极治疗原发病，比如脑炎导致的癫痫需要积极对因治疗；颅内病灶（局灶性脑皮质发育不良、海马硬化、血管畸形等）导致的癫痫需要寻求神经内、外科的综合治疗；由寄生虫感染导致的癫痫要用抗寄生虫的药物；肿瘤患者要接受抗肿瘤治疗等。

是不是一旦诊断癫痫就要开始服药？哪些癫痫患者应该接受药物治疗？

由于一小部分的特发性癫痫存在自发缓解的倾向，因此不是每一个癫痫患者都需要服药。一般而言，半年内发作两次以上就应该服药。如果只是第一次发作，或两次发作间隔了有 1 年以上，则不一定要服药。这种情况下，医生会把不治疗可能产生的后果、长期用药可能引起的收益及药物副作用都告诉患者和他们的家人，权衡利弊之后，医患协商决定用药或不用药。

但对于大多数癫痫患者，再发的风险非常高，需要特别重视，尤其是一些局灶性发作。有些情况下，可以预期癫痫将会比较频繁的发作，那么即使只发作了一两次，也应该尽早服药。这些情况包括那些有明确病因的继发性癫痫，比如脑部手术后或脑血管意外后的癫痫，还有一些婴幼儿癫痫综合征，以及青少年癫痫伴发智能障碍的病例等等。

抗癫痫药物的作用机制是如何的？

不同的抗癫痫药物（AEDs）有各自不同的作用机制，目前已经明确了一部分 AEDs 的作用机制。

有些药物的作用机制是比较单一的，比如苯妥英钠属于电压依赖性钠通道（"病因篇"中我们已就离子通道做过解释）阻滞剂，加巴喷丁是钙通道阻滞剂，苯巴比妥则直接促进氯离子内流，这些药物都可以阻止神经元的异常放电。苯二氮卓类药物可以选择性增强抑制性神经递质GABA的介导作用，替加宾和氨己烯酸可以增加脑内或突触的GABA水平，吡仑帕奈可以选择性抑制AMPA受体，这些药物通过阻断异常放电在神经网络中的传播来控制癫痫发作。

另一些药物的作用机制是多重的，比如卡马西平、奥卡西平、拉莫三嗪、唑尼沙胺是钠、钙双通道阻滞剂。丙戊酸钠能增加突触内的GABA水平，同时也是钙通道阻滞剂；托吡酯和非尔氨酯除具有双通道阻滞作用以外，也可以增加GABA水平和增强GABA的介导作用。当然还有一些药物的作用机制仍在探索中，左乙拉西坦可与中枢神经元突触囊泡有特异性的结合位点，不同于简单的离子通道阻滞剂或受体兴奋和（或）抑制剂。越来越多不同机制药物的研发将为抗癫痫药物提供更多的选择。

传统的抗癫痫药物有哪些？

20世纪80年代之前，临床上常用的抗癫痫药物大约有7种，被称为传统抗癫痫药，它们是卡马西平、丙戊酸钠、苯妥英钠、苯巴比妥、氯硝西泮、乙琥胺、扑痫酮。几十年的临床应用已经充分验证了这些药物的疗效和安全性，特别是前4种药物，具有疗效确切、价格低廉等优点，目前仍然广泛应用于癫痫的治疗。

新型的抗癫痫药物有哪些？与传统抗癫痫药物相比，其优势体现在何方？

20世纪80年代以后，国际上陆续开发并上市了多种新型抗癫痫药物，包括托吡酯、奥卡西平、拉莫三嗪、左乙拉西坦、加巴喷丁、唑尼沙胺、替加宾、非尔氨酯、氨己烯酸、拉考沙胺、吡仑帕奈等。

最初，新型抗癫痫药物的研发是针对那些传统抗癫痫药物难以奏效的难治性癫痫。当它们刚问世时，主要是作为在传统抗癫痫药物基础上的辅助治疗，用于控制难治性癫痫。随着时间的推移，对这些药物的研究越来越深入，很多新型抗癫痫药物的疗效越来越受到肯定，托吡酯、拉莫三嗪、左乙拉西坦、奥卡西平、加巴喷丁、唑尼沙胺、拉考沙胺、吡仑帕奈，都已经被批准作为某些癫痫类型的单独治疗药物。

另一方面，传统抗癫痫药物的毒副作用一直困扰着医生和患者，一些新型抗癫痫药物在研发时也考虑到要尽量减少不良反应，并且容易调控剂量，以保证患者高质量的生活。因此新型抗癫痫药物一般不需要监测血药浓度，用药方便。其中左乙拉西坦、托吡酯和加巴喷丁等药物，除了疗效明确外，不良反应少也是它们的亮点。举例来说：托吡酯对肝脏影响小，亦不会因为长期服药导致药物性体重增加；拉莫三嗪对于女性癫痫患者，尤其是青春期和育龄期女性特别适用，患者不会因为长期服药导致卵巢病变；奥卡西平较卡马西平出现皮疹概率低。当然，新型抗癫痫药物与传统药物相比具有一定优势，但并不是说它们没有副作用，只是其不良反应的发生率较传统抗癫痫药物低。新型抗癫痫药物优良的药代动力学也是非常值得关注的，大多数新药与其他药物的相互作用比较小，如左乙拉西坦，服用时不需要调整其他药物的剂量；有些药物半衰期长，每天只需要服用一次，如吡仑帕奈，可减轻患者有上学、上班服药不便的顾虑。它们的问世给临床医生和患者提供了更多的选择，但无论是患者和医生都应该理性面对这些选择，不能盲目认为新型的抗癫痫药物不良反应少甚至没有不良反应而疏于监测随访。

癫痫患者应该如何科学合理地选择抗癫痫药物？

癫痫患者应该在医师指导下选择抗癫痫药物，选择药物主要依据以下几方面：

（1）根据癫痫发作的类型和癫痫综合征的类型来选药，这是基本依据（后文表1和表2是医师选药的重要参考）。

（2）根据药物的副作用来选药：有些药物可能加重某些类型的癫痫的发作，这些类型的癫痫患者要避免服用（见后文表1）；有些药物，长期使用后会产生一些特定的副作用，特别不适合某些人群，在有其他选择的情况下，尽量避免在这些人群中使用，比如丙戊酸钠可能影响生育功能甚至引起多囊卵巢综合征，因此青春期以及育龄妇女尽量不要服用；

（3）根据药物的来源和价格选药：由于抗癫痫治疗是长期的，因此选择的药物要能保证持续供应，而且要根据患者及其家庭的经济能力选择价格合理的药物。有些药物只有大城市才有，那些边远地区的患者要坚持服药就困难了。

总之，癫痫药物的选择除了遵循以上原则外，还应该强调药物的个性化治疗，只有针对不同人群来全面地权衡药物疗效与安全性，才能达到治疗的最佳平衡。对于临床医生而言，评估癫痫发作影响应该超越发作本身，并且从患者的整体考虑，使患者及家属的生活质量得到最大限度的改善。

不同类型的癫痫，其药物应该如何科学合理地选择？

表1　根据癫痫发作类型的选药原则

发作类型	一线药物	二线药物	可以考虑的药物	可能加重发作的药物
全面性强直-阵挛发作	丙戊酸钠	拉莫三嗪 托吡酯	苯巴比妥钠 苯妥英钠	
强直发作	丙戊酸钠	托吡酯	苯巴比妥钠	卡马西平
		左乙拉西坦	苯妥英钠	奥卡西平
		拉莫三嗪		
		氯硝西泮		
肌阵挛发作	丙戊酸钠	左乙拉西坦		卡马西平
	托吡酯	拉莫三嗪		奥卡西平

续表

发作类型	一线药物	二线药物	可以考虑的药物	可能加重发作的药物
		氯硝西泮		苯巴比妥
				加巴喷丁
失神发作	丙戊酸钠	托吡酯		卡马西平
	拉莫三嗪			奥卡西平
				苯巴比妥
				加巴喷丁
失张力发作	丙戊酸钠	托吡酯		卡马西平
	拉莫三嗪	左乙拉西坦		奥卡西平
		氯硝西泮		
局灶性发作	卡马西平	托吡酯	苯巴比妥钠	
	奥卡西平	左乙拉西坦		
	苯妥英钠	丙戊酸钠		
	拉莫三嗪	唑尼沙胺		

癫痫综合征的患者应该如何合理地选用抗癫痫药物？

表2　根据癫痫综合征类型的选药原则

癫痫综合征	一线药物	二线药物	可能加重发作的药物
儿童失神癫痫	丙戊酸钠	托吡酯	卡马西平
	拉莫三嗪	左乙拉西坦	奥卡西平
			苯妥英钠
青少年失神癫痫	丙戊酸钠	托吡酯	卡马西平
	拉莫三嗪	左乙拉西坦	奥卡西平
			苯妥英钠

续表

癫痫综合征	一线药物	二线药物	可能加重发作的药物
青少年肌阵挛癫痫	丙戊酸钠	托吡酯	卡马西平
	拉莫三嗪	左乙拉西坦	奥卡西平
		氯硝西泮	苯妥英钠
仅有全面性强直-阵挛发作的癫痫	丙戊酸钠	左乙拉西坦	
	卡马西平	奥卡西平	
	托吡酯		
	拉莫三嗪		
婴儿痉挛征	类固醇激素	丙戊酸钠	卡马西平
		托吡酯	奥卡西平
		拉莫三嗪	
		氯硝西泮	
Lennox-Gastaut综合征	丙戊酸钠	左乙拉西坦	卡马西平
	托吡酯	氯硝西泮	奥卡西平
	拉莫三嗪		
伴中央颞区棘波的儿童癫痫	丙戊酸钠	左乙拉西坦	
	卡马西平	托吡酯	
	拉莫三嗪		
	奥卡西平		
伴枕部暴发活动的儿童癫痫	丙戊酸钠	左乙拉西坦	
	卡马西平	托吡酯	
	拉莫三嗪		
	奥卡西平		
婴儿期严重肌阵挛癫痫	丙戊酸钠	左乙拉西坦	卡马西平
	托吡酯		奥卡西平

癫痫综合征	一线药物	二线药物	可能加重发作的药物
	氯硝西泮		
慢波、睡眠中持续棘–慢波	丙戊酸钠	左乙拉西坦	卡马西平
	类固醇激素	托吡酯	奥卡西平
	拉莫三嗪		
	氯硝西泮		
Landau-Kleffner综合征（获得性癫痫性失语）	丙戊酸钠	左乙拉西坦	卡马西平
	类固醇激素	托吡酯	奥卡西平
	拉莫三嗪		
肌阵挛、站立不能癫痫	丙戊酸钠	左乙拉西坦	卡马西平
	托吡酯	拉莫三嗪	奥卡西平
	氯硝西泮		

服用抗癫痫药物要注意哪些重要事项？

癫痫是发作性疾病，不发作时患者并无症状，因此很多患者对发作间期的治疗不够重视，经常忘记服药，吃吃停停。并且，大部分抗癫痫药物多少有些不良反应，有些患者因而不愿意坚持服药，发作停止一段时间后，就擅自停药。还有一些患者对原本服用的药物作用不太满意，受到一些宣传的影响后擅自换药或者自服"偏方秘方"，其实这都是非常危险的。

不按医嘱服药是抗癫痫治疗失败常见的原因之一。对于癫痫这种慢性、发作性疾病，控制疾病的发作需要药物产生持续而稳定的作用。而药物的代谢有其规律，服药不规则往往导致药物在体内的浓度不稳定，这一方面使得抗癫痫药物不能持续地发挥作用，难以完全控制发作，另一方面还增加了人体的耐药性，使得原本可以获得完全控制的疾病演变成难治性癫痫。

突然停药更是癫痫患者的大忌，持续了一段时间的稳定用药突然中止，可能导致发作次数骤然增多，甚至发生致命的癫痫持续状态。

更换药物的过程也需要谨慎。抗癫痫药物往往都从小剂量逐渐加量，需要一段时间才能起效。所以换药时，必须在第二种药物达到起效剂量和浓度时，才能把第一种药物逐渐减停。要绝对避免出现治疗的空窗期，因为其可导致癫痫持续状态的发生。

由此可见，癫痫患者应该严格遵照医嘱，坚持长期、规律服药，停药和换药都应该先咨询医生，获得指导。

癫痫患者何种情况下应该考虑换药治疗？

主要在3种情况下考虑换药治疗：①原来的药物达到最大耐受剂量仍无法控制发作；②患者因为服用原来的药物而出现难以耐受的不良反应；③原来的药物非但不能有效控制发作，反而出现发作增加。需要强调的是，不要轻易地判断一种单药治疗是无效的，应该先确定前一次的单药治疗是否依从了正确的方法。

正确的单药治疗应该做到以下4点：①选用了一线药物；②剂量已经达到了可以耐受的最大量；③按照医嘱有规律的服药；④坚持了足够长的时间。

癫痫患者考虑更换药物，要注意哪些重要的事项？

当癫痫患者出现上述原因需要更换药物时，需再次评估癫痫诊断的分类，进行癫痫药物的再次选择。就像首次抗癫痫药物从小剂量逐渐加量一样，更换药物同样需要一段时间才能起效。所以换药时，必须在第二种药物达到起效剂量和浓度并且实现了发作停止后，才能把第一种药物缓慢减少，逐渐停用。要绝对避免出现治疗的空窗期，因为可能导致癫痫持续状态的发生。换药期间有条件的可监测两种药物的血药浓度。

癫痫患者何种情况下可以考虑联合用药治疗？

50%~55%的癫痫患者可以通过单药治疗充分控制发作，但是仍有近半数的患者单药治疗不能很好地控制发作，这些患者需要接受联合用药治疗。

这里要强调的是，由于联合用药治疗可能增加不良反应，也加重了患者的经济负担，因此新诊断的癫痫患者仍应坚持首次治疗方案为单药治疗的原则。和换药治疗前一样，不要轻易地判断一种单药治疗是无效的，应该先确定前一次的单药治疗是否达到了足够的剂量，是否依从了正确的服用方法。一般而言在两次正确的单药治疗都不能有效控制发作的情况下，才考虑合理的联合用药治疗。但目前也有观点认为，若首次评估即为难治性癫痫的患者，可以在首次足量单药治疗后即开始合理的联合用药治疗。

癫痫患者联合用药要注意哪些事项？

首先，要选择不同作用机制的药物，才可能获得疗效的叠加。

其次，如果两种药物有相同的不良反应，或者二者在人体内可能产生复杂的药物相互作用，就不建议联合使用。

最后，不能一味追求完全控制癫痫。一般来说，两次单药治疗失败，预示着患者可能属于难治性癫痫，这种情况下要做到无发作是很困难的。有时候虽然有发作，但是频率已经下降到对患者日常生活基本没有影响的水平，就没有必要继续增加药物剂量和种类，以免发生严重不良反应，抵消治疗效果。医患需要达成共识，对于难治性癫痫的治疗目标，应该是在药物疗效和不良反应之间找到最佳的平衡点，既能控制癫痫发作又能保持患者满意的生活质量。

总之，联合用药的原则是不增加不良反应而获得满意的发作控制。

各型抗癫痫药物相互作用如何？

有些抗癫痫药物如卡马西平等，会加快肝脏对其他药物的代谢，降低别药的浓度和疗效。有些抗癫痫药物如丙戊酸钠，会抑制肝脏对其他药物的代谢，提升别药的浓度，从而导致不良反应的增加。还有一些药物有复杂的相互作用，可以引起副作用叠加或疗效抵消。这些情况在单药治疗时可能无关紧要，但是多药联合治疗时就必须慎重考虑。因此，如果准备接受药物治疗，特别是要多药联合治疗时，应该去专科医生处就诊和随访。此外，对于老年癫痫患者或是伴发其他疾病如高血压、糖尿病、冠心病等需要服用其他药物的患者，也要注意抗癫痫药物与其他药物之间的相互作用，尽量选择新型的抗癫痫药物，减少药物之间的相互作用。

癫痫患者何种情况下可以考虑停止治疗？停药时要注意哪些事项？

患者在药物治疗的情况下，连续2~5年完全没有任何类型的癫痫发作，可以考虑停药。

需要注意的是，在这些符合停药要求患者中，有大约30%的患者在减停药物后2年之内可能再次发作，因此停药要慎重。停药前要经过医生的认真评估，推测复发的可能性。那些脑电图始终异常，除癫痫外脑部有其他病变或症状，或者有多种癫痫发作类型的患者，其复发率是很高的。有一些癫痫综合征，如青少年肌阵挛癫痫和Lennox-Gastaut综合征，即使5年无发作，停药后的复发率也很高。

停药要缓慢进行，一种药物的减停过程要持续数月甚至1年以上；多药治疗的情况下，第一种药物撤掉后至少1个月，才能缓慢减停第2种药物，绝对不能突然停药。持续了一段时间的稳定用药突然中止，可能导致发作次数骤然增多，甚至发生致命的癫痫持续状态。

抗癫痫药物常见的不良反应有哪些？

所有抗癫痫药物都可能产生不良反应，最常见的不良反应是镇静、头晕、困倦等。有些药物对肝脏和血液系统有影响，有些药物可以引起严重的过敏反应，有些药物会导致体重改变。此外，不少抗癫痫药物有致畸作用，特别是在大剂量时。近20年来很多新型的抗癫痫药物先后上市，目前的临床数据提示，这些药物的不良反应较传统药物明显减少，所以尽管控制癫痫发作的有效性未必优于传统药物，但是由于副作用较少，新型抗癫痫药物可越来越广泛地应用于临床。

如何防治抗癫痫药物引发的不良反应？

根据不良反应的类型，有不同的防治方法。

有一些不良反应是和剂量有关的，比如苯巴比妥、氯硝西泮引起镇静，苯妥英钠和卡马西平引起头晕、嗜睡和平衡困难，很多新型的抗癫痫药物同样具有这些非特异性的副作用。为了减轻这类不良反应，要注意从小剂量缓慢加量，逐渐达到起效和维持剂量。使用过程中可监测血药浓度，不建议超过说明书推荐的最大治疗剂量。采取这些措施后，上述不良反应大多可以避免或逐渐减少，最终使患者耐受。

有一些不良反应和药物的长期应用有关。比如长期服用丙戊酸钠可以引起多囊卵巢综合征和肥胖。长期服用苯妥英钠可以导致牙龈增生、多毛、骨质疏松等。对这些不良反应，一方面某些特定人群要避免使用某种药物，比如青少年女性、育龄妇女和肥胖症患者尽量不要用丙戊酸钠。另一方面，服用这些药物后，尽量维持在可以控制发作的最小剂量，并且在无发作持续足够多年份后，按治疗的停药原则予以停药。

还有一些不良反应是和患者自身的特异体质有关的。比如对卡马西平、奥卡西平、拉莫三嗪过敏的患者可能出现剥脱性皮炎等严重的皮肤损害，对丙戊酸钠不耐受的患者可能出现严重的肝损害等。这类不良反应发生率极低，但是一旦发生对患者的影响很大，甚至致命。但是由于这些不良反应和患者自身的体质有关，医生也无法预测。但对于卡马西平的皮症的风险目前可以检测 *HLA-B* 基因型，更好地规避可能导致皮肤严重过敏的风险。一般而言，皮肤过敏出现在用药的初期，所以在开始用药时应从小剂量缓慢递增，并严密监测这类不良反应出现的迹象，比如观察有没有皮疹，每个月检测血常规、肝功能等指标，可以帮助尽早发现这些不良反应，从而及时停药和积极对症处理。

抗癫痫药物对体重及食欲有影响吗？

大多数抗癫痫药物服用的过程中不会对体重或食欲产生明显的影响，但有些患者在服用药物初期会产生食欲不振，不过服用一段时间以后就会缓解，当然需要排除药物对肝功能的影响。有些药物在服用过程中确实会导致体重的变化，比如长期服用丙戊酸钠可以引起体重增加甚至肥胖，服用托吡酯在某些人群中会出现体重降低、消瘦等。国内外的大量研究表明丙戊酸钠对体重、胰岛素有影响，口服该药大于3个月对患者的体重、体重指数、HOMA指数影响明显，表现为治疗后患者体重及体重指数的增加。临床上我们曾经碰到过这样一位女性患者，其癫痫病史有一年，表现为大发作，平均每月发作1到2次。口服丙戊酸钠缓释片治疗后，发作完全控制，但是治疗后患者体重增加了10kg，原本苗条的身材不见了，患者很烦恼，希望我们为她换药。经过和患者的沟通，我们选用新型的抗癫痫药逐步替换了丙戊酸钠，再经过2年的治疗配合饮食控制，患者的癫痫发作不但得到控制，还恢复了苗条的身材。当然，上述例子并不普遍，大多数患者口服丙戊酸钠会出现胃口大增伴体重增加，虽不致严重肥胖，仍需要提醒患者适度控制饮食。因此医生在选择药物的时候，不但要考虑如何控制发作，还要结合个体需求，以期最大限度地改善癫痫患者的生活质量。

抗癫痫药物对女性妊娠有什么影响？

癫痫孕妇的胎儿畸形率比正常人群高2~3倍，其原因多样，包括癫痫疾病所导致遗传缺陷或内分泌紊乱，癫痫大发作造成胎儿缺氧窘迫，抗癫痫药物不合理的选择等。

几乎所有的传统抗癫痫药都对胎儿有致畸性，包括丙戊酸钠、苯巴比妥、苯妥英钠、卡马西平，特别是大剂量服用的时候。对新型抗癫痫药物致畸性的研究近来也越来越受到关注，在欧美大规模的癫痫孕妇登记研究中，发现合理使用这些新型的抗癫痫药物并调整到合适的剂量时，能把胎儿畸形率控制在2%~3%。目前推荐给癫痫孕妇的药物包括左乙拉西坦、拉莫三嗪、奥卡西平等。由此可见对于那些育龄期癫痫妇女，建议在癫痫专科及产科医生的共同监护下接受生育的指导，包括孕前癫痫药物的选择、叶酸的补充、必要的孕期检查、血药浓度的监测、生产方式的选择、产后哺乳的建议及整个孕期、产后的药物剂量调整等。帮助癫痫妇女能够安全生育健康后代是提高患者生活质量重要环节，也是每位癫痫专科医生需要面对的挑战。

女性癫痫患者在妊娠期有哪些注意事项？

一方面，15%~30%的癫痫女性患者在怀孕后发作增多，而且癫痫发作使得流产、早产、难产、妊娠高血压、阴道出血等妊娠并发症的发生率增加，频繁发作更有可能导致胎儿畸形和发育异常。另一方面，抗癫痫药物确实有一定的致畸性。可见，要让癫痫女性患者顺利度过妊娠期是一项艰巨的任务。癫痫女性患者及其家属在考虑怀孕相关问题时应该非常谨慎，并且患者在妊娠期需要更多的关爱和照顾。

首先，如果癫痫在孕前3~5年控制得非常好，可以在达到癫痫控制后停药的标准，评估复发风险比较低的情况下逐渐停用抗癫痫药物，完全停药6月后可考虑备孕。

其次，如果癫痫未获完全控制而仍然需要在孕期继续服用抗癫痫药的患者，建议在孕前进行药物的评估，选择致畸率低的药物，尽量单药治疗，并且维持在最小有效剂量。在孕中晚期，由于孕产妇体重明显增加，会导致有些药物的血药浓度下降。此时为减少癫痫发作的风险，需要适度加量，有条件的话可以进行血药浓度的监测。

第三，在整个孕期建议定期随访癫痫专科及产科医生，详细记录癫痫发作情况，随时进行咨询，尽量保证孕期平稳。

最后，有些情况下患者及其家属也要有终止妊娠的理智。有些风险不值得冒，即使有再大的勇气，医生也不鼓励一个家庭去接受一个残缺的孩子甚至母子俱损的结局。

服用抗癫痫药的孕妇分娩时有哪些注意事项？

对于分娩方式的选择同样需要咨询癫痫专科及产科医生。目前国内外研究表明，在条件具备的情况下，自然分娩可以作为首要推荐，但是若分娩条件不足，如胎位不佳，孕妇有其他包括癫痫发作风险较大的情况时，剖腹产也是一种选择。分娩过程中以及分娩后仍然要按时、按剂量服药。分娩过程中出现癫痫发作时，可选用地西泮或劳拉西泮静脉注射及时中止发作，采取剖宫产等措施尽快结束分娩，并做好新生儿抢救准备。

哺乳期用药有哪些注意事项？

虽然大多数抗癫痫药会通过乳汁分泌，但是乳汁中的浓度相对很低，因此服用抗癫痫药的妇女哺乳是相对安全的。但是如果服用的是卡马西平或氨己烯酸等说明书明确写着哺乳期禁用的药物，那还是不要哺乳，用其他方式喂养婴儿比较好。

大多数孕妇在孕后期由于药物浓度随着体重的增加而下降，需要在这一阶段适度增加药量，而到了产后哺乳期间，应在医生的指导下恢复到合适的剂量。哺乳期间应注意婴儿有没有吸吮无力、发软、体重减轻、嗜睡或镇静等不良反应。一旦婴儿出现上述情况，必须立即停止哺乳，改用人工喂养。

女性使用抗癫痫药有哪些注意事项？

长期服用丙戊酸钠可能导致月经失调、闭经甚至多囊卵巢综合征，青春期和育龄妇女尽量不要用。长期服用苯妥英钠可以导致毛发增多、齿龈增生、痤疮以及面部粗糙、骨质疏松，注重外表的女性要避免服用。目前绝大多数的新型抗癫痫药物对女性的内分泌及生殖系统影响相对小得多，也更安全，如拉莫三嗪，左乙拉西坦，奥卡西平等。

老年人使用抗癫痫药有哪些注意事项？

老年人在药物选择方面和青年人没有什么差异，需要根据癫痫的发作类型或是癫痫综合征来选择合适的药物治疗。但由于老年人身体机能老化，肝肾功能往往都有衰退，因此药物容易在体内蓄积。所以老年人服药后出现不良反应的机会比年轻人高2~3倍，要更加密切的注意观察不良反应的迹象，药物加量更缓慢，对血药浓度的监测要更频繁。所幸的是，流行病学研究发现药物对老年人中新发癫痫患者的治疗效果还是非常好的，一般而言平均有效剂量低于年轻患者，治疗的满意度比较理想。

另外，一部分老年人可能原来就服用了很多治疗高血压、糖尿病等慢性病的药物，也有一部分老年人由于记忆力减退、反应迟钝等原因，常常不愿或不能依照医嘱规律足量地服用抗癫痫药，家人要加强监督和帮助。

小儿使用抗癫痫药有哪些注意事项？

少年儿童处于发育和学习的重要阶段，选择抗癫痫药时，特别要注意避免用那些影响患儿智力发育的药物，家长还要注意观察有没有出现学习成绩下降、社交活动减少等智能减退的早期表现，必要时联系医生换药或采取措施。在有效控制癫痫的前提下权衡利弊，选择最适合患儿的药物。

小儿用药，应该根据每公斤体重计算剂量，但是新生儿和小婴儿的肝肾功能还没有发育成熟，药物容易蓄积，容易出现不良反应。而幼儿、儿童以及青少年期，一方面药物代谢速度比成人快，另一方面体重快速增长，容易出现剂量的相对不足，因此小儿用药期间要更加频繁地监测血药浓度。家长也要注意督促孩子按时按量吃药，特别是住校的孩子，要做通思想工作，强调治疗的重要性。

小儿的停药指征和成人一样。但是一些儿童癫痫综合征的类型，比如失张力发作和不典型失神发作，服药时间要延长，少年肌阵挛癫痫甚至需要终生服药。如果患儿同时有脑瘫、智力低下的合并症，那很可能属于症状性癫痫，也需要长期甚至终生服药。

为什么对于服用抗癫痫药物的患者要定期检测药物浓度？多长时间查一次？

对于传统的抗癫痫药物主要在下列情况时需要监测血药浓度：①药物加量阶段。为了摸索出最适合患者的有效且安全的剂量，差不多一个月要验一次。②在两种药联合使用的早期，如果两种药有复杂的相互作用，那么可能原来单药治疗时的维持剂量就不对了，这时需要监测血药浓度，并依据血药浓度重新调整剂量。③处于生长发育期的儿童和青少年，随着体重的增加，原先的药物剂量可能不够了，因此每半年要验一次。如果家长发现患儿的体重在短时间内迅速增长，那么还要监测得更为频繁。

有时原本病情稳定的患者，突然出现发作增多或者一些疑似药物过量的中毒症状，医生也会适时进行血药浓度的检测，以明确原因、调整剂量。一般情况下，只要剂量确定不变，一年验一次血药浓度就够了。

对于新型的抗癫痫药物，目前大多数药代动力学均呈现线性分布的特点，一般而言，血药浓度不作为常规检查的内容，有些药物被发现在孕产期会出现比较大的浓度变化，可以进行检查，比如左乙拉西坦和拉莫三嗪。

卡马西平及卡马西平缓释片（得理多）的适应证、不良反应及服用方法如何？

卡马西平是癫痫局灶性发作的首选药物——包括单纯局灶性、复杂局灶性以及局灶性继发全面性强直-阵挛发作。对失神发作、失张力发作、肌阵挛发作和强直发作无效，并且有可能加重。

主要不良反应是头晕、恶心、困倦、白细胞减少等，通过小剂量逐渐加量的方法，可以减轻或避免这些副作用，但是长期应用可能引起低钠血症。对卡马西平过敏者可能出现严重皮疹、Stevens-Johnson综合征、再生障碍性贫血和肝脏损害。此外，卡马西平有明确的致畸作用。

国产卡马西平片每片0.1g，得理多每片0.2g，小剂量逐渐递增到维持剂量，成人每天0.4~1.2g，儿童每天10~20mg/kg（体重），分2~3次口服。必要时监测血药浓度。

丙戊酸钠及丙戊酸钠缓释片（德巴金）的适应证、不良反应及服用方法如何？

丙戊酸钠是全面性强直-阵挛发作、强直发作、肌阵挛发作、失神发作、失张力发作的首选药物，也是局灶性发作的一线用药。作为优秀的广谱抗癫痫药，在癫痫发作类型不能确定的情况下，丙戊酸钠是选择之一。

其主要不良反应包括厌食、恶心、呕吐、困倦等，小剂量逐渐加量可以避免。长期应用可以导致体重增加和脱发，并可引起女性月经不调甚至闭经、多囊卵巢综合征，故女性慎用。对该药不耐受的患者，特别是2岁以下儿童中肝毒性发生率较高。丙戊酸钠有明确的致畸作用，并可导致新生儿出血。

国产丙戊酸钠每片0.2g，小剂量逐渐递增到维持剂量，成人每天0.6~1.2g，儿童每天20~30mg/kg（体重），分3次口服。德巴金是丙戊酸钠缓释片，每片0.5g，一般一天1~2次，每次1片，必要时监测血药浓度。

氯硝西泮的适应证、不良反应及服用方法如何？

氯硝西泮是治疗肌阵挛发作、强直发作、失张力发作以及婴儿痉挛征的二线药物，一般作为一些难治性癫痫的辅助治疗。

氯硝西泮最主要的不良反应就是比较明显的镇静作用，且具有一定成瘾性，在儿童患者还可能引起攻击行为，因此增减剂量都必须缓慢进行。氯硝西泮有明确的致畸作用，围产期使用可以导致新生儿镇静和肌张力下降。

氯硝西泮每片2mg，从每晚1/4片开始，逐渐增加剂量到发作被控制或出现不良反应为止，剂量非常个体化，最多不超过20mg/d。儿童每天0.1~0.2mg/kg（体重），分2~3次口服。

苯妥英钠的适应证、不良反应及服用方法如何？

苯妥英钠对于全身强直-阵挛发作、复杂和单纯局灶性发作疗效明确。但是因为长期应用副作用比较明显，而且起效剂量和中毒剂量接近，剂量控制比较困难，现在逐渐退出了癫痫药物治疗的第一线。但是因为该药价格低廉，边远地区、农村乃至经济不发达地区的中小城市仍有较广泛的使用。

其主要不良反应是厌食、恶心、平衡障碍、巨幼细胞性贫血等，小心调控剂量可以避免。但是长期应用可以引起牙龈增生、痤疮、面部粗糙、多毛、骨质疏松、性欲缺乏、叶酸和维生素K缺乏，长期大量应用可以引起小脑和脑干萎缩，可见其在提高癫痫患者生活质量方面十分欠缺。另外对该药过敏者可能出现严重皮疹、Stevens-Johnson综合征、周围神经病变和肝脏损害。苯妥英钠有明确的致畸作用，并可导致新生儿出血。

苯妥英钠片每片0.1g，小剂量逐渐递增到维持剂量，成人每天0.3g，儿童每天4~8mg/kg（体重），分2~3次口服，必要时监测血药浓度。

苯巴比妥的适应证、不良反应及服用方法如何？

苯巴比妥是最早用于临床的抗癫痫药，对除失神发作外的各种癫痫类型都有一定效果。由于其具有成瘾性，现阶段情况下有其他选择时医生一般不会选择苯巴比妥。但是其价格低廉，在边远地区、农村以及经济不发达的中小城市，仍有较广泛的应用。

苯巴比妥主要不良反应是疲劳、乏力、注意力分散、嗜睡、抑郁，儿童中可以出现攻击行为，有成瘾性，长期应用后一旦停药会出现焦虑、失眠等戒断症状。苯巴比妥有明确的致畸作用，并可导致新生儿出血。

苯巴比妥每片30mg，成人每天90mg，儿童每天3~5mg/kg（体重），睡前顿服或分3次口服，必要时监测血药浓度。

拉莫三嗪的适应证、不良反应及服用方法如何？

拉莫三嗪对局灶性发作和各种类型的全面性发作都有效，可作为单药或添加治疗。特别是对于失神发作和局灶性发作，拉莫三嗪是一线用药。作为广谱抗癫痫药，在癫痫发作类型不能确定的情况下，拉莫三嗪是选择之一。

拉莫三嗪的主要不良反应是头晕、头痛、恶心、呕吐、困倦、嗜睡、视物成双和平衡障碍，对拉莫三嗪过敏者可以发生严重皮疹、Stevens-Johnson综合征、中毒性表皮溶解症、再生障碍性贫血和肝衰竭。使用时必须小剂量、极缓慢地加量，以避免上述不良反应的发生。拉莫三嗪每片50mg，从每天1/2片开始，以每周1/2片的速度逐渐递增到维持剂量。成人每天100~200mg，儿童每天2~10mg/kg（体重），每天2次口服，不需要监测血药浓度。

作为新型抗癫痫药物，拉莫三嗪尤其适用于青春期女性及育龄妇女，因其不良反应少、长期服用不会造成体重增加、不会影响女性生殖系统。

托吡酯的适应证、不良反应及服用方法如何？

托吡酯可以用于局灶性发作和各类全面性发作的单药或添加治疗，特别是对Lennox-Gastaut综合征的疗效突出。作为广谱抗癫痫药，在癫痫发作类型不能确定的情况下，托吡酯也是选择之一。

托吡酯的不良反应包括厌食、注意力分散、记忆障碍、感觉异常，因此处于智能发育阶段的儿童和青少年服用时要注意观察学习情况。长期服用可以出现体重下降和肾结石，罕见不良反应还包括急性闭角型青光眼。相对来说，托吡酯是副作用比较小的抗癫痫药物，特别对成年患者的安全性还是比较高的。

托吡酯有25mg、50mg和100mg三种规格，从每天25mg开始，以每周25mg的速度逐渐递增到维持剂量。成人每天100~200mg，儿童每天3~6mg/kg（体重），每天2次口服，不需要监测血药浓度。

左乙拉西坦的适应证、不良反应及服用方法如何？

左乙拉西坦用于成人及4岁以上儿童癫痫患者部分性发作（伴或不伴继发性全面性发作）的单药或添加治疗，也可用于成人及16岁以上青少年癫痫患者全面性强直-阵挛发作的加用治疗。在癫痫发作类型不能确定的情况下，左乙拉西坦是选择之一。

左乙拉西坦在成人患者中最常见不良反应是嗜睡、乏力和头晕，但无明显剂量相关性。在4~16岁儿童青少年患者中最常见不良反应有嗜睡、敌意、神经质、情绪不稳、易激动、食欲减退、乏力和头痛。安全性儿童与成人一致。

左乙拉西坦有250，500mg和1000mg这几种规格。成人（≥18岁）和青少年（12岁~17岁）体重≥50kg时，左乙拉西坦起始剂量为500mg/次，每日2次；根据临床疗效和耐受性，每日剂量可增加至每次1500mg，每日2次。4~11岁儿童和青少年（12~17岁）体重≤50kg，左乙拉西坦起始治疗剂量是10mg/kg（体重），每日2次；根据临床疗效和耐受性，剂量可增加至

30mg/kg（体重），每日2次。儿童和青少年体重≥50kg，剂量和成人一致。不需要监测血药浓度。

作为广谱抗癫痫药物，左乙拉西坦尤其适用于各年龄层患者，尤其是儿童青少年及青春期女性、育龄妇女，因其不良反应少、长期服用不会造成体重增加、不会影响女性生殖系统、对儿童和青少年智力发育也几乎无影响。

奥卡西平的适应证、不良反应及服用方法如何？

作为新型抗癫痫药物，奥卡西平适用于成人及儿童癫痫局灶性发作及全面性强直–阵挛发作单药或联合治疗。

最常报道的不良反应包括嗜睡、头痛、头晕、复视、恶心和呕吐和疲劳，程度一般为轻度到中度，且为一过性，主要发生在治疗初期。该产品上市后收到的Ⅰ型超敏反应包括皮疹、瘙痒、荨麻疹、血管性水肿和过敏反应报告。对卡马西平过敏的患者，在使用本品治疗过程中，也可能发生过敏反应。

奥卡西平每片有两种规格：150mg，300mg，此外还有150mg和300mg两种规格的口服混悬液。用本品治疗，起始剂量成人可以为一天300~600mg，分两次给药。为了获得理想的效果，可以每隔一个星期增加每天的剂量，每次增加剂量不要超过600mg。每日维持剂量范围在600~2400mg之间，绝大多数患者对每日900mg的剂量即有效。儿童从每天8~10mg/kg（体重）开始，以每周10mg/kg的速度，逐渐加量到每天20~30mg/kg的维持量。不需要监测血药浓度。

吡仑帕奈的适应证、不良反应及服用方法如何？

吡仑帕奈目前用于成人和12岁以上儿童癫痫局灶性发作患者（伴或不伴有继发全面性发作）的添加治疗，因其独特的作用机制，在难治性癫痫中应用广泛。

吡仑帕奈片的主要不良反应为头晕、嗜睡，偶有头痛、疲乏、体重增加、步态障碍、攻击性、眩晕、皮疹等，因此在服用过程中需缓慢滴定。吡仑帕奈用于轻度肾脏损害患者时不需要调整剂量，不建议用于中度或重度肾脏损害患或接受血液透析的患者。轻度和重度肝损患者，每日不超过8mg。

吡仑帕奈片有两种规格：2mg，4mg。服用方法为每日一次，睡前口服，空腹或与食物同服均可，应整片吞服，切勿咀嚼压碎。起始剂量为每日2mg，每两周加量2mg，每日4~12mg可有效治疗局灶性癫痫发作。

拉考沙胺的适应证、不良反应及服用方法如何？

拉考沙胺适用于16岁及以上癫痫患者部分性发作的联合治疗（国外已适用于4岁以上，且可单药治疗）。

其最常见的不良反应是头晕、头痛、恶心和复视，且通常为轻至中度。一些反应与剂量相关，减少剂量后能够缓解。心脏传导有问题及有重度心脏疾病（如心肌梗死或心脏衰竭）患者慎用。

拉考沙胺推荐起始剂量为每次50mg，每日2次，一周后应增加到每次100mg、每日2次的初始治疗剂量。治疗起始剂量也可以为200mg单次负荷剂量，约12小时后采用每次100mg、每日2次（200mg/天）维持剂量方案。基于疗效和耐受性，可每周增加维持剂量，即每次增加50mg，每日2次（每周增加100mg），直至增至最高推荐日剂量400mg（每次200mg、每日2次）。

作为第三代新型抗癫痫药物，拉考沙胺治疗癫痫局灶性发作疗效显著，有研究报道添加无发作率（60%）和保留率高，安全性好，对患者精神、行为及认知均有独立改善作用。

加巴喷丁的适应证，不良反应及服用方法如何？

加巴喷丁可以用于局灶性发作的单药治疗和难治性癫痫的添加治疗。

加巴喷丁的不良反应很少，主要是头晕、疲劳、嗜睡、健忘，可以通过小剂量缓慢加量而避免。长期应用也很少导致副作用，很少有患者不能耐受加巴喷丁。所以加巴喷丁很适合在那些老年或者有慢性肝肾疾病的患者中应用。但加巴喷丁在动物研究中也呈现致畸作用。

加巴喷丁有100mg、300mg和600mg三种规格。从每天300mg开始，逐渐增加到每天900~1800mg的维持剂量，不需要监测血药浓度。

唑尼沙胺的适应证、不良反应及服用方法如何？

唑尼沙胺可以用于局灶性发作的单药治疗和难治性癫痫的添加治疗。

唑尼沙胺的不良反应主要包括头晕、头痛、嗜睡、平衡障碍、抑郁、焦虑等，少数患者可以有皮疹、血小板减少和肝肾功能损害。孕妇和哺乳期妇女慎用。

唑尼沙胺每片100mg，成人从每天100mg开始，以每周100mg的速度逐渐加量到每天200~400mg，儿童从每天2~4mg/kg（体重）开始，逐渐增加到每天4~8mg/kg的维持量。不需要监测血药浓度。

当您遇到正在发作的癫痫患者时，应如何采取紧急的救助措施？

首先要采取措施，避免患者发生意外或受伤，如把正在发作的患者带离河边、马路、高空等危险地带。有些类型的癫痫发作，比如全面性强直-阵挛发作（大发作）和一些局灶性发作的患者有跌倒倾向，要扶持并且让他平卧，以免摔伤。

对于意识丧失的患者要避免窒息。松开衣领、腰带，牙关间垫毛巾等软物，将患者的头转向一边，让分泌物和呕吐物流出，从而保证呼吸道通畅；抽搐的患者，在关节部位垫上软物以防擦伤，但是不要用力强压患者肢体，以免引起骨折和脱臼；有精神症状的患者，要加强看护，以免伤人。

癫痫持续状态发生时该怎么办？

首先要及时识别发现癫痫持续状态，当患者一次癫痫发作持续时间超过半小时，或者频繁发作、两次发作之间意识不恢复，要立刻意识到患者处于癫痫持续状态。

首先，做好上一问题描述过的、针对正在发作的癫痫患者的保护措施。

其次，将癫痫持续状态的患者立即送医。由于癫痫持续状态下，患者需要吸氧、心电监护、注射治疗甚至辅助通气等专业抢救和治疗措施，因此必须尽快送医。最好是送到患者一直随访的医院，如果离这家医院路途遥远，短时间之内不可能到达，则要就近送往有条件的医院急诊室。就医时尽量向医生提供详细的病史，包括病程、发作类型或主要发作形式、平时的药物治疗情况等。

药物的紧急治疗对癫痫持续状态的患者是非常必要的。在中国，常首选的是安定（地西泮）静脉推注，有效后采用静脉维持滴注治疗，治疗过程中要关注患者的呼吸功能，因为安定对呼吸可能有影响。也可以选用丙戊酸（德巴金）静脉推注后维持。在国外，首选的治疗药物是劳拉西泮。如果这些治疗都无效，要考虑紧急插管机械通气，并加用麻醉药物。当然，药物的选择和剂量的调整应该由专业的神经科医师来实施。

癫痫持续状态的发生对患者可能造成严重的后果，甚至危及生命，所以正规治疗、不擅自更改停用药物、不听信不符合科学常识的广告是避免此种情况发生的重要环节。当然由于癫痫作为慢性病，在病程中患者出现其他疾病如发烧、腹泻、感染，合并其他药物治疗时，也会影响原来稳定的癫痫药物浓度，需要更密切地观察，及早就诊咨询专业医生。

难治性癫痫患者应该如何积极治疗？

难治性癫痫要获得发作完全控制存在一定的困难，但是患者及其家庭应当保持信心和乐观态度，绝大多数患者可以在合理正规的药物治疗下，和疾病长期共存，正常地参加工作、学习、社交等。一般而言，对于难治性癫痫需要多种药物联合治疗，要到正规医院的癫痫专科制订方案和随访，要严格执行医生的医嘱，认真服药并密切观察发作情况和不良反应，及时向医生反馈，重视心理健康。符合条件的情况下，一部分难治性癫痫患者可以考虑手术治疗。在通过综合评估和综合科学治疗后，近50%的患者癫痫发作都会有所控制。

什么样的癫痫患者需要外科治疗？

在下述情况下，可以考虑外科治疗：

（1）药物难治性癫痫：70%~80%的癫痫患者通过药物治疗能够获得满意的效果，但仍有20%~30%的患者在正规药物治疗下不能有效控制。如果患者在3种正规药物联合治疗的情况下，或者接受2种正规药物治疗已经2年，仍然有每月1次以上的发作，应该考虑为药物难治性癫痫，这时可以考虑进行癫痫手术评估，符合手术指征的可考虑进一步手术治疗。

（2）继发性癫痫：即在CT、核磁共振或脑电监测中，可以明确找到引起癫痫发作的责任病灶时可以手术治疗。这些病灶往往由脑外伤、脑炎、脑脓肿、脑寄生虫、脑肿瘤、脑血管畸形、脑发育异常以及结节性硬化等疾病造成。

（3）一些特殊类型的癫痫综合征：某些癫痫综合征预示着药物治疗效果不佳，或者其发作明显影响脑发育，则不需要过长地等待药物治疗的结果，严格评估利弊后应该积极进行手术治疗。例如偏侧抽搐–偏瘫综合征、脑穿通畸形、一侧弥漫性皮质发育不良、Sturge–Weber综合征和Rasmussen脑炎等。

癫痫外科治疗的策略和常用的方法有哪些？

癫痫的手术按照方式可以分为切除性手术和功能性手术。

切除性手术是开展最多也最成熟的手术方式。其目的是达到临床发作的完全缓解。在癫痫病灶的位置很明确，并且正好在重要脑功能区域之外的情况下，可以进行病灶切除手术。例如颞叶癫痫的患者可以接受颞叶切除术，局限性癫痫的患者可以接受新皮质切除术，Sturge-Weber综合征和Rasmussen脑炎的患者最适合做大脑半球切除手术等等。

功能性手术也称姑息性手术，手术目的只是减少或者减轻发作，并不要求完全缓解发作。在全面性癫痫发作没有责任病灶的情况下，或者癫痫病灶正好位于重要的脑功能区域内时可以考虑功能性手术。例如胼胝体切开术、多处软膜下横行纤维离断术等术式，均是通过阻断神经纤维联系来减少发作。

迷走神经刺激术（VNS），适用于不能接受开颅手术的患者，在国外已被批准做为癫痫有效的外科辅助治疗，尤其适用于青年和成年患者中药物难以控制的局灶性发作。大约有1/3的难治性癫痫患者经过治疗，癫痫的发作频率能控制在50%~70%。同时，迷走神经刺激对改善患者情绪、记忆和疲惫状态也有帮助。在实施迷走神经刺激术的时候，需要在患者的胸部皮下埋入一个很小的信号发生器，通过导线电极与左侧迷走神经相连，实施刺激。迷走神经刺激术治疗癫痫的机制还不很清楚，可能是通过刺激迷走神经改变了中枢核团的兴奋性。迷走神经刺激术的不良反应包括声音嘶哑、呼吸困难、感觉异常等，罕见的有心跳缓慢甚至停止，要紧急处理。迷走神经刺激术在国内也正在逐步开展。

癫痫外科治疗术前要做哪些准备？

接受癫痫外科治疗之前，要接受由神经内、外科，神经电生理室，放射科，核医学等多学科医师组成的癫痫治疗小组的详细评估。这些评估包括：

（1）详细的病史询问，特别是对发作细节的了解，以再次确认发作类型，推测可能的病灶部位。

（2）仔细的体格检查和神经心理学评估，以排除潜在的手术禁忌证。

（3）1~3天的长程脑电监测、计算机断层扫描（CT）和磁共振（MRI）

等影像学检查、正电子发射断层扫描（PET）或单光子发射断层扫描（SPECT）等核医学检查，甚至脑磁图检查，以确定癫痫病灶（致痫区）和脑部各个功能区域，帮助医生准确切除病灶。

癫痫外科治疗可能产生哪些并发症？

开颅手术可能引起神经功能缺陷，如颅神经麻痹、视野缺损，甚至偏瘫、单肢瘫、感觉障碍、语言困难等，但是大部分都是一过性的或短暂的，少数患者可能发生颅内出血或感染。并发症的产生和手术部位、手术技巧有关。近年来病灶定位的进一步精准，手术技巧的提高，均使并发症的发生率越来越低，因手术死亡的概率在0.5%以下。但是患者还是要选择正规的、有经验的专科医院。

传统中医治疗对癫痫患者有何益处？

癫痫属于中医学的"痫病"范畴，认为是脏腑受伤，神机受累，元神失控所致。发则扑倒，不省人事，两目上视，口吐涎沫，四肢抽搐，或口中怪叫，移时苏醒。

对痫病的治疗，发作期以醒神开窍为主，恢复期和休止期以祛邪补虚为主。治疗方法丰富多样，包括中药复方辨证治疗，辨病辨证结合用药，针灸、推拿、饮食调理等治疗措施。

中医在其绵延数千年的漫长历史岁月中积累了宝贵的经验，一些中医药的抗癫痫方法有肯定的临床实用价值，只是对其作用机制的研究和了解不够。需要提醒患者的是，有些不法商贩打着所谓"纯中药制剂"的旗号，其实在药里面添加了抗癫痫的西药，而且从不标注添加西药的名称和剂量，这类药品会影响癫痫的规范化治疗，甚至给患者带来严重毒副作用，小心不要上当。

癫痫患者可能并发哪些社会心理问题? 会产生怎样的影响?

癫痫患者最常伴发的是认知障碍和情感障碍。

癫痫发作本身、亚临床的异常脑部放电以及抗癫痫药物都可以导致认知功能障碍,包括注意力分散、记忆力减退、儿童智能发育迟缓、智商降低、学习障碍等。

癫痫患者还常常伴发抑郁、焦虑、癫痫人格、精神分裂样精神病、神经症等,其中抑郁是最常见的,严重时有自杀倾向。而癫痫人格则表现为固执、激惹、情绪爆发、行动迟缓和自我中心。

癫痫患者的负面情绪和并发的社会心理问题会降低患者的生活质量,使患者不能积极面对自己的疾病,也不能融入社会,成为家庭的巨大负担。

怎样处理癫痫患者的社会心理问题?

当癫痫患者出现社会心理问题时,除了积极的抗癫痫治疗外,也要积极采取干预措施改善患者的心理问题。

首先,患者及其家庭,患者师长、朋友、同学、同事都需接受系统的健康教育,多了解癫痫诊治和护理方面的知识,以正确认识癫痫,避免偏见,杜绝歧视,绝不应对患者施加负面压力。不仅如此,还要与患者及时沟通,帮助患者进行自我管理,鼓励他积极配合治疗,对日常生活、工作、婚姻中的注意事项加以监督,让患者产生"我不是孤军奋战"的安全感。

此外,要让患者接受规范的心理治疗,除了家人的安慰、劝解、疏导,心理医生还可以采取认知疗法、个别心理治疗、暗示治疗、行为治疗、生物反馈等专业的治疗方法,必要时使用抗抑郁剂等精神类药品改善患者的情绪障碍。如此更有利于使患者积极配合治疗,回归正常生活,提高生活满意度。

癫痫患者可否通过食疗减少发作？

食疗又称食治，即利用食物来影响机体各方面的功能，使其获得健康或愈疾防病的一种方法。中医很早就认识到食物不仅能营养，而且还能疗疾祛病。如近代医家张锡纯在《医学衷中参西录》中曾指出："病人服之（食物），不但疗病，并可充饥。"那么癫痫患者是否可通过食疗降低癫痫的发作呢？答案是肯定的，这种食疗的方法叫作生酮饮食。该法最早于20世纪初被用于癫痫的治疗，并被证实有效。随着抗癫痫药物的出现，人们对它的热情逐渐降低。然而近二十年来，尽管各种新型抗癫痫药不断问世，人们发现这些药物并不能治愈所有的癫痫，难治性癫痫的比例始终在30%左右，于是生酮饮食作为一种有效的疗法又得到了人们的重视。

什么叫作生酮饮食？

生酮饮食（ketogenic diet）是一种高脂、低碳水化合物和适当蛋白质的饮食，这一疗法常用于治疗儿童难治性癫痫。自从1921年生酮饮食被首次应用于癫痫治疗以来，它已被证明是一种有效的疗法。20世纪90年代早期是生酮治疗新时代的开始，其得益于一位好莱坞制片人——亚伯拉罕，他的儿子查理患顽固性癫痫，花费10万美元经多种药物和其他治疗无效，医生告知查理的预后为持续癫痫发作、进行性发育衰退。然后亚伯拉罕得知了生酮饮食疗法，带着查理到约翰霍普金斯医院开始了饮食治疗，不服药物，竟取得了完全无癫痫发作的效果。此后查理坚持生酮饮食多年，能上学，过着正常幸福的生活。为了让更多的父母知道生酮饮食，亚伯拉罕创立了查理基金，出版了一部有关生酮饮食的专著，为患者和医生拍了一部关于生酮饮食的电影，又拍了部电视版的电影《先采用无害的方法》，还资助了一个由7个中心参与的生酮饮食研究。虽然其抗癫痫的机理目前还不清楚，但是其有效性和安全性已得到了公认。

生酮饮食的疗效如何?

目前国际上普遍认为新型抗癫痫药物仅对30%~40%的难治性癫痫患儿对有效（发作减少50%以上）；而生酮饮食对50%~80%的难治性癫痫患儿对有效，30%的患儿可减少90%的发作，10~20%可完全控制发作，故其疗效类似或略高于目前任何一种新型抗癫痫药。由于成年患者饮食习惯已养成，难以长期坚持生酮饮食，故通常接受饮食治疗的年龄是1~10岁，但不排除其他年龄患者试用。许多患者在接受生酮饮食的基础上可以减少抗癫痫药的应用，减少药物副作用，并能改善认知和行为障碍。目前，国际权威的研究组织明确提出，建议经过合理抗癫痫药物治疗后发作仍未得到控制的儿童与青年患者去三级儿科癫痫专科医师处接受生酮饮食的治疗。

生酮饮食的治疗机制有哪些?

一般认为生酮饮食的治疗机制可能有以下几方面：改变脑的能量代谢方式。改变细胞特性，降低兴奋性和缓冲癫痫样放电。改变神经递质、突触传递、神经调质的功能。改变脑的细胞外环境，降低兴奋性和同步性。

哪些患者适用于生酮饮食?

目前认为，对于难治性癫痫，即2种抗癫痫药物治疗失败后就可以考虑选用生酮饮食治疗。此外生酮饮食可能对下列疾病有效：葡萄糖载体蛋白-1缺乏，丙酮酸脱氢酶缺乏，Doose综合征，结节性硬化，Rett综合征，婴儿严重肌阵挛癫痫，婴儿痉挛；还需进一步证明可能有效的是：选择性线粒体功能障碍，V型糖原病，进行性失语综合征，Lzfora小体病，亚急性硬化性全脑炎等。

生酮饮食的禁忌证有哪些？

使用生酮饮食的前提是患儿能将脂肪代替碳水化合物成为代谢的主要能量，因此生酮饮食的绝对禁忌证是脂肪代谢障碍，包括丙酮酸羧化酶缺乏和脂肪酸氧化作用环节中任何一种酶的缺乏。生酮饮食治疗儿童癫痫的绝对禁忌证有：肉毒碱缺乏症，肉碱棕榈酰转移酶Ⅰ或Ⅱ缺乏症，肉毒碱转位酶缺乏症，β氧化酶缺乏，短、中、长链酰基脱氢酶缺乏，中、长链3-羟氨基辅酶A缺乏，丙酮酸羧化酶缺乏，卟啉病。而相对禁忌证为：身体体质差、营养不良，可行手术切除的病灶，父母不配合或者照看者的依从性差。

生酮饮食治疗方案有哪些？

常用的生酮饮食方案分为3种：①经典生酮饮食方案：是最早使用也是最经典的一种方案，主要由长链甘油三酯和少量的蛋白质、碳水化合物组成，脂肪与蛋白质加碳水化合物之和的比例为3∶1或者4∶1；②由中链甘油三酯组成的生酮饮食方案：1971年由Huttenlocher所报道。由于提供相同能量所产生的酮体更多，所以其脂肪与蛋白质和碳水化合物的比例为1.5∶1；③Atkins饮食方案：由于在婴幼儿中，摄入不足导致的饥饿常常是致命性的，于是Atkins发明了一种改良的生酮饮食。其不限制蛋白质和能量摄入，儿童的碳水化合物推荐摄入量为20g/天，其脂肪与蛋白质加碳水化合物的比例为0.9∶1。最有效的为经典生酮饮食方案。

怎么制作生酮饮食

目前，在很多开展了生酮饮食治疗的三级医院，医生和营养师会帮助家长给孩子制定食谱。患儿家长也可以购买生酮饮食相关的书和光盘，制作配餐。主要依据孩子生长发育所需的热量，按照比例详细计算所有食物中的脂肪、蛋白质、碳水化合物的含量。例如我们如果采用营养成分比例为4∶1，则代表每单位生酮饮食由4g脂肪和1g蛋白质和（或）碳水化合物组成。另外，国外有一些公司研制出生酮饮食配方，将食品成分都配好了做成速溶罐装，冲服使用比较便利。

下面附上3个生酮菜谱：

（1）猪肝炒鸡蛋：肥肉64g，猪肝30g，鸡蛋60g，生姜适量。总热量646.3kcal（2701.5kJ），含蛋白质15.31g，脂肪64.67g，碳水化合物0.78g。此配方适合体重15kg的孩子用餐（一日三餐）。

（2）肉丸：肥肉32g，瘦猪肉17g，莴苣80g，生粉（土豆粉）3g，鸡蛋清5g，酱油2g，盐1g，热量300kcal，蛋白质5g，糖2.5g，比例4∶1。

（3）红烧狮子头：肥肉39g，瘦猪肉24g，青葱3g，嫩姜3g，香菇7g，酱油3g，盐2g。火龙果45g作为零食。热量368kcal，脂肪为36.9g，蛋白质6.8g，碳水化合物2.3g，比例约为4∶1。

需要提醒读者注意的是，生酮饮食疗法须在专业医师和营养师的指导下进行。

预防保健护理篇

◆ 家庭照料包括哪些内容?

◆ 如何记录癫痫日记?

◆ 癫痫患者怎么看中医?

◆ 对于癫痫患儿的家庭照料需要注意哪些问题?

◆ 对于老年癫痫患者的家庭照料需要注意哪些问题?

◆ ……

对于癫痫患者来说，除了医院里的诊治之外，家庭照料是一个相当重要的环节。癫痫患者在日常生活中需要注意的事情有很多，良好的家庭照料能明显地提高癫痫患者的生活质量。很多有癫痫患儿和患者的家庭成员往往在陪同患者就诊时会反复仔细地向医师询问有关家庭照料的相关问题，为此，我们特地书写这一章节，献给所有悉心照料癫痫患者的家庭。

家庭照料包括哪些内容？

（1）关注患者按时服药，按时就诊

癫痫患者最忌讳的事情就是忘记服药。由于治疗时间长，有很多癫痫患者，尤其是有一定认知功能损害的难治性癫痫患者很容易漏服一次药物，这样很容易导致疾病发作，因此需要家人仔细地提醒。此外，癫痫患者需要定期复诊，随访脑电图、核磁共振、肝肾功能、血药浓度，也需要家人定期查看日历表，安排复诊的时间。

（2）写癫痫日记

由于癫痫患者尤其是复杂局灶性发作的患者在发作时意识模糊或丧失，发作后又不能回忆发作时的情景，因此癫痫患者往往搞不清楚自己的发作情况，这就需要患者家属的详细观察和记录。我们建议每个癫痫患者要有一本癫痫日记，以详尽记录患者的历次发作情况，有无促发因素，服用药物有无毒副作用发生等，这本日记至少要记录5年。有条件的家庭可以用录像机记录患者的发作过程。这本日记对于医生详细了解病情，制定治疗方案，监督患者治疗有着非常积极的作用。

（3）帮助患者规律作息，避免诱发因素

癫痫患者尤其是幼儿患者，生活上更要细心照料，认真监护，要注意饮食定量，不宜暴食暴饮，女性患者不宜过度节食减肥，其他患者也应少食油腻生冷和刺激性强的食品，不宜过多摄入巧克力、咖啡、可乐、浓茶，不宜抽烟喝酒。要注意起居有节，休息、活动要充分但都不能过量，不宜熬夜，特别是要尽量避免熬夜打牌、打麻将，熬夜加班的情况出现。如果患者的睡眠很差，经常睡不好，要及时记录在癫痫日记中，和医生沟通以寻求帮助。对于癫痫患者的活动场所要加以限制，特别要避免去有潜在危险的地方，比如高处、池塘、河边、游泳池、船上等等。

（4）精神鼓励及支持

癫痫患者由于长期受到社会歧视和不公正的对待，常有一种普遍的特殊心理特征，这就是病耻感，出现孤僻、自卑、偏执、焦虑抑郁等心理问题，甚至出现癫痫人格。因此，对于癫痫患者的家人来说，给予患者心理支持和精神安慰甚至比生活上的护理更为重要。对于患者来说，就医时与医生的交流是远远不能满足患者的需要的，他们需要更多的与他人交流的机会，需要更多的理解和关心。此外，抗痫之路往往是漫长的，这个过程不是一朝一夕的，也不是一帆风顺的，有很多挫折与反复，因此，家人要经常和患者聊天，鼓励患者参与社会交往和集体活动，正确、科学地看待自己的病情，不盲目乐观，也不自暴自弃。

（5）发病时的照料

患者发作，尤其是大发作时，对于照料者强调的是防止意外伤害。对于大发作的患者，首先是让患者就地卧倒。不要强行把患者抱到床上或者椅子上，而是要求就地仰卧或者侧卧在地板上，最大限度减少患者跌倒所致的脑外伤或身体的其他损伤。卧倒后，可以拿衣服或者毯子被子垫在患者的头下或者身下；不能强行压住患者抽搐的肢体，这样有可能导致再次损害包括骨折等。在患者牙关紧闭时，不能强行撬开或者硬往里塞压舌板甚至塞鞋子，这样会导致患者牙齿松脱。如果患者发作超过5~10分钟仍在抽搐中，这有可能是癫痫持续状态，赶紧拨打120送至医院急诊。如果是首次发作，也需要拨打120，送入急诊就诊。

如何记录癫痫日记？

我们建议每个癫痫患者都要有一本癫痫日记，记录内容包括以下几个部分：发作时间、发作持续时间、发作表现、有无诱发因素、备注、服药情况。下面提供一个简单的例子。

张某的癫痫日记

发作日期	发作时间	持续时间	发作表现	有无诱因	备注	当时服药情况
1月3日	中午12点15分	5分钟	大发作，两眼往上看，手脚抽，口边有白沫	昨晚上没有睡好	发作后睡了2小时才醒	同前，无漏服
	下午5点	1分钟	手抽了几下			
	下午6点	1分钟	手抽了几下			
2月4日	上午6点	5分钟	大发作	无	要醒的时候发作的	同前
	上午11点	1分钟	手抖了几下	无		
2月5日					今天去看李主任门诊，带好化验单。下个月张某要考试，问一下李主任要不要调整药物	

　　从这本日记本上，我们可以清楚地看到张某1个月以来的发病情况。如果是在药物调整期间，这样一本日记可以帮助寻找到发作的诱因，评估药物的效果。而患者自己也可以从日记中看到服药后病情的好转，从而增强治疗的信心。

癫痫患者怎么看中医？

　　中医认识和治疗癫痫已经有两千多年的历史了，早在《黄帝内经》中多处提及的"癫疾"一证，有些条文就是对癫痫的描述，而且《黄帝内经》对癫痫的病因病机、发作症状和鉴别诊断都做了详细的论述。《五十二病方》中最早出现"痫病"的记载，该书中有"婴儿病痫"的相关条文。唐代孙思邈所著的《千金要方》第一次提出"癫痫"的病名。中医历代医家们对癫痫又进行了不断地补充、总结和提升。除了中药饮片和中成药，穴位埋线、针灸、耳针、艾灸也是在临床上常用的并有确切疗效的治疗方法。从《黄帝内经》开始，民间的确有散落的验方，一些官方机构还系统地收集过。是药三分毒，中医中药同样也是有一定的毒副作用的，需要经过严格的质检质控。各位患者还是要有一个科学的认识，不能病急乱投医，也不能盲目试用一些"祖传秘方"。

对于癫痫患儿的家庭照料需要注意哪些问题？

（1）对于癫痫患儿的照料关键在于要按照医嘱按时服药，不可间断，也不要自行减药量或停药，否则易反复发作。由于儿童的自控力比较低，需要家长的帮助才能保证按时服药。但很多家长考虑到药物的副作用，比如担心孩子吃药时间长了影响智力，担心吃药时间长了有依赖等，看到孩子发作控制了，就自行减药甚至停药，这是绝对要避免的。目前，国内外癫痫领域的专家均达成共识：对于癫痫患儿的药物治疗是考虑到了药物的毒副作用和儿童生长发育的特点并权衡利弊之后制定的治疗方案，因此自行停药的风险会远远大于药物的副作用。还有的家长看到孩子病情反复而病急乱投医，觉得到正规医院吃药吃不好，要给孩子多试一试"土方子"，多找几个医院看看，四处求医问药。比如今天找张大夫开个方子，明天听别人说某某老中医有"祖传秘方"，给孩子吃吃试一试，过几天觉得效果不好又不治疗了，最后花了很多冤枉钱甚至上当受骗，还耽误了孩子的正规治疗。这些都是不对的，除延误治疗外还会导致原来容易治疗的癫痫变为难治性耐药性癫痫。

（2）由于儿童尤其是幼儿对于疾病的描述能力低，因此需要家长仔细观察病情，掌握发病规律，有明显的诱因如暴饮暴食、气候变化、发热、感冒等出现时应特别重视；仔细观察抽搐的时间、姿势、次数，如有无眨眼、口角微动、肢体像无意识乱动一样，发热、呼吸急促、口吐白沫等症状，也要仔细观察精神状态，给医生提供资料，这对判断预后有很大帮助。新生儿应注意观察有无呼吸暂停、两眼凝视、流涎、吸吮和咀嚼动作、肢体动作（似游泳）。

（3）儿童自控力比较差，做不到像成人那样自觉地约束自己的行为，去有意识地避免诱发因素，比如很多癫痫患儿非常喜欢玩电脑游戏、看电视，喜欢吃巧克力、喝可乐，这就需要家长的监督与督促。

（4）要尽量避免导致意外的危险因素。儿童处于生长发育阶段，活泼好动是儿童的天性。我们不赞成剥夺癫痫患儿的户外活动和集体生活，因为对于儿童来说，户外活动和集体生活是必需的，对于儿童的性格发展和身心健康有着非常重要的意义。但是对于癫痫患儿，这会大大增加意外事件的风险。比如到河边玩耍时突然发作导致溺水，在儿童乐园里荡秋千、爬梯子时突然发作导致从高空摔下来，和伙伴玩耍打闹时摔倒在地或突然被伙伴惊吓导致发作等等。因此癫痫患儿的照顾者要在其玩耍时尽可能地避免危险因素。

（5）对于癫痫患儿的饮食照顾也非常重要。儿童处在生长发育的时期，因此规律高质量的饮食对于癫痫患儿非常重要。应注意合理膳食，补充足够营养，忌吃过荤、过刺激的食物，忌过饥饿、过饱，米饭、面食、果蔬等都应吃一点。尤其是在药物治疗期间，由于患儿体内代谢改变，容易导致缺钙、缺镁，所以最好每天都能补充一些豆制品（如豆浆）和蔬菜、水果。家长应控制自己的孩子不要暴饮暴食，因为这些都有可能诱发癫痫发作。此外，过量饮水，喝浓茶水、咖啡，吃酒心巧克力，吸烟（家庭成员也不要吸烟，以免患儿在家中经常被动吸烟）等都有可能导致癫痫易发。

（6）在生酮饮食治疗的患儿的家庭照料中，要严格按照饮食食谱，精细计算患儿的一日三餐。生酮饮食能不能坚持，能不能成功，很大一部分是靠照顾者的。在开始治疗初期患儿容易出现呕吐、腹泻、拒食。治疗期间，要根据患儿的体重严格控制患儿的饮水量，所有的食物甚至包括一棵葱，一粒蒜都要精确称重，计算蛋白质、脂肪、碳水化合物的重量及总热量。不能进食糖果及食谱之外的任何事物，要避免孩子偷吃零食。照顾者有没有用心去做配餐，有没有决心和勇气、毅力去坚持，对于生酮饮食治疗效果至关重要。

（7）注重癫痫患儿的心理健康，不要过分溺爱患儿，否则会妨碍患儿人格、心理的健康发展。癫痫患儿如果智力无低下，应与其他儿童一样上学，但学习不要太累，注意保证充足的休息和睡眠，可以参加适当的体育活动（不能过于劳累），尽量不要游泳、爬山、荡秋千等。很多癫痫患儿家长存在情绪障碍，主要表现为焦虑和抑郁。家长对癫痫的认识和态度可能对家庭和孩子的生活质量造成很大影响，比如经常担心患儿会在发作时突然死亡、担心发作和抗癫痫药会导致患儿智力变差等，因此过度保护、过分担心在家长中广泛存在，这些都可能造成患儿生活能力低于健康儿童。因此，作为家长应接受孩子患有癫痫这一事实，有足够的心理准备帮助孩子战胜疾病，让孩子了解自己所患疾病，明白自己的处境，知道如何保护自己，发作时如何求得别人的帮助。要让孩子明白自己所患疾病的病程很长，要坚持按时服药，才能治好自己的病，也要帮助孩子树立信心，告诉孩子，家长和医生会帮助他（她）渡过难关。

对于老年癫痫患者的家庭照料需要注意哪些问题？

（1）癫痫的病因在某些老年患者中较明确，例如脑中风、老年性痴呆、脑肿瘤或脑外伤等，并且老年患者往往患有多种疾病，合并用药很多。因此，患者应该告诉医生正在服用哪些药物，这很重要。有人做过统计，60岁以上老年人中有2/3的人在服用至少一种处方药；约有1/4的老年人同时服用平均4~6种药物。这些药物和抗癫痫药物之间可能互相影响，甚至产生冲突。例如，有些心脏疾病患者一直在服用华法林（一种抗凝药），如果再同时服用某些抗癫痫药物（如苯妥英钠或卡马西平），则可能会降低华法林的效果，甚至导致心脏疾病加重。因此，无论服用的是处方药还是非处方药，都应该提前如实地告诉医生。

（2）老年人身体各个脏器的机能都处于减弱的状态，如果肝功能或肾功能有问题，也应及时告诉医生，利于医生根据实际情况选择药物。

（3）老年癫痫患者要注意防止跌倒，这也是老年癫痫患者中最值得担心的问题之一。癫痫发作及所用抗癫痫药物副反应都可能加重走路不稳及跌倒。比如苯妥英钠和卡马西平，在大剂量使用时很容易引起走路不稳。并且，某些老年患者在服用氯硝西泮后会感觉无力，再加上走路不稳，则更容易跌倒。苯妥英钠、苯巴比妥及卡马西平等肝酶诱导性药物易于导致骨质减少和骨质疏松；在年龄大于65岁的女性癫痫患者中，如果连续5年服用苯妥英钠等药物，发生骨质疏松进而导致骨折的风险则会增加30%。跌倒很容易导致骨折，后者影响老年人的生活质量，他们可能被迫卧床，需要家人照顾。长期卧床又会使老年人体质更差，继发很多其他疾病，最终影响老年人的寿命。跌倒还可能导致头颅外伤，外伤又会加重发作，并可能导致认知和行为问题。

对于女性癫痫患者的家庭照料需要注意哪些问题？

由于女性承担生育的重任，因此女性癫痫患者是所有癫痫患者中的一个特殊人群。很多女性患者向我们抱怨说本来控制得好好的，一到生理期就发病了。还有的患者想当然地认为吃了癫痫药就不能生健康的小孩，自己把抗癫痫药物停掉了，结果导致大发作甚至死亡的恶性事件。可见对于女性来说，癫痫患者的家庭照料中存在着很多被忽视的误区，需要引起大家的重视。

（1）癫痫日记要记好。很多女性患者在生理周期会出现明显的波动，因此日记很重要，其可客观及时反映疾病发作与生理周期的关系。如果的确存在这种情况，可以向专科医师说明，有利于相应做出周期性的药物调整。

（2）我们在这里需要再三强调的是，患者千万不能为了想怀孕而自己突然停药。国内外的流行病学提示女性癫痫患者绝大多数都可以正常生育健康的宝宝。有些女性患者在怀孕前已达到3~5年完全无癫痫发作，可以于孕前在医生的指导下缓慢停药。但有接近一半的女性患者无法达到癫痫完全控制，则需要在整个孕期正规服药。建议这些患者在癫痫专科及妇产科医生的协作下，做好整个孕期、生产期及哺乳期的癫痫药物调整及生育指导。一般来说怀孕前9个月没有发作，怀孕期间发作的概率就相对比较小。如果还在隔三差五地癫痫发作，就不要去冒风险去怀孕了，而应该先积极控制疾病。某些药物对于胎儿影响比较大，比如丙戊酸钠或者托吡酯等，丙戊酸钠可以导致胎儿畸形，托吡酯可能会对胎儿的智商有影响，需要进行药物调整，换成影响小的药物。并且，女性癫痫患者要做好产前检查。有家族史的癫痫，或者是有明确的遗传疾病导致癫痫发作的，必要时要进行产前基因诊断。再有，就是孕前要补充叶酸，孕晚期要补充维生素K。

（3）爱美是女性的天性，某些抗癫痫药物会对容貌造成影响。比如，长期服用苯妥英钠可引起牙龈增生，患者要特别注意口腔卫生，并补充叶酸以防止牙龈增生。有的可使体重增加，如丙戊酸钠，特别是剂量较高时，对已经超重或肥胖的女性患者服用丙戊酸钠要特别注意，还有的药物会导致脱发。如果出现这些情况，可以向医师说明要求调整药物，但千万不要因此而自行停药。

（4）对于生产后的患者，家庭里最大的分歧大概就是可以不可以哺乳。刚刚生了宝宝的癫痫新手妈妈都会很焦虑这个问题，很想给孩子哺乳，又害怕药物的影响。NICE指南和国际抗癫痫联盟都是极力推荐癫痫新手妈妈母乳喂养的，特别是新型的抗癫痫药物在母乳中的浓度并不高，对胎儿造成的危害也不大。母乳喂养好处多，但并不意味着奶粉喂养就有什么大的问题，如果实在是担心的话，也可以混合喂养。

（5）关于避孕的问题，我们认为最好采用避孕套、子宫帽及宫内避孕器进行避孕，以减免避孕药物与抗癫痫药物之间发生药物相互作用，加重癫痫的发作或导致避孕药物失败。

对于接受生酮饮食治疗患者的家庭照料需要注意哪些问题？

（1）主要是配餐的制备。首先是如何选择脂肪酸，如果是采用经典治疗方案，需要使用长链脂肪酸。长链脂肪酸种类很多，常见的比如大豆油、花生油、玉米油、茶油、橄榄油、芝麻油、猪油等，除了椰子油和棕榈油以外，基本都处于长链脂肪酸，对于生酮饮食来说，长链脂肪酸占总脂肪的40%~70%。对于生酮饮食治疗的儿童，长期摄入高脂肪饮食容易出现血脂、胆固醇升高，因此建议选用不饱和脂肪酸含量高的油，比如茶油、橄榄油、玉米油、豆油、花生油。中链脂肪酸在体内代谢快、产酮率高，如果发现酮体上不去，可以尝试增加中链脂肪酸的含量。但是中链脂肪酸过多会引起一些胃肠道反应，比如腹痛、腹泻、呕吐等，所以量不能过多，一般维持在30%~60%比较好。日常生活中，常见的中链脂肪酸有椰子油和棕榈油，但是棕榈油一般是工业用油，所以生酮饮食治疗的儿童我们推荐选用椰子油作为中链脂肪酸的来源。

（2）制作生酮饮食配餐过程中原料如何称重呢？很多家长是购买了生酮饮食配餐软件或者书，里面有些食物后面有特别备注，家长应按照备注要求进行生或者熟的食物称重。如瘦肉、鱼、家禽类，烹饪后去骨去刺再称重；其他食物洗净晾干后称重；如果有配餐里有汤，汤要喝掉，不能只吃里面的菜。

（3）患儿必须吃完规定的全部食物，因为每一顿餐食中脂肪、蛋白质和葡萄糖是平衡的。如果不全部吃完就会失去平衡，可能会导致癫痫发作。所以，父母应该使用各种技巧来鼓舞患儿，保证其吃完全部规定的食物。

（4）患者不能吃任何生酮食谱之外的食物，即使是半块小甜饼或一口蛋糕也可能诱发癫痫，这也是许多人不能坚持生酮饮食治疗的原因之一。家长对这一点必须要有清楚的认识，在给孩子讲道理的同时监督孩子的行为。

（5）注意每餐之间的间隔时间要尽可能均匀，不能间隔太久，否则没有足够的脂肪产生酮体，会导致酮体下降，发作增多。根据患儿的饮食习惯以及作息时间可调整每餐的热量，维持酮体的稳定。吃配餐的患儿如果仍有发作，家长要仔细回忆这一天所吃的食物以及在称量和烹制过程中的每一个细节，找出酮体波动的原因。

如何熟记癫痫患者照料要点？

癫痫患者的照料要点很多，为了方便记忆，笔者编写了以下顺口溜，以便于患者及家属牢记并实施：

癫痫家属不要急，家庭照顾不能少。

药物记得天天吃，癫痫日记要记好。

大小发作都记上，医生一看就明了。

从来没有特效药，正规治疗最重要。

定时定餐定作息，多饥过饱都不好。

挑食偏食害处多，合理膳食有营养。

抽烟饮酒要戒掉，咖啡可乐也不要。

浓茶也有兴奋性，饮料也要尽量少。

清茶淡水就可以，一次也别灌太饱。

规律作息助康复，早睡早起发作少。

不看电视和电脑，多看书籍学习好。

娱乐打牌有个度，熬夜很快把病招。

癫痫女性能怀孕，医师指导把药调。

癫痫患者在日常生活中要避免哪些诱发因素？有哪些注意事项？

（1）要过有规律的生活，按时作息，避免过度疲劳和睡眠不足。睡眠不足是癫痫发作的主要诱因之一。

（2）要避免精神压力，也要正确处理工作和学习中的压力，不可让它们成为精神负担。

（3）要避免声光刺激，不去舞厅或游戏机房等光线闪烁、声音嘈杂的地方。

（4）在外要避免登高、戏水、驾驶等活动，在家要减少家具尖角等环境中的利器，以免在发作时发生意外。

（5）不要把门反锁，独居患者要保证能随时与亲戚朋友或邻居取得联系，以便及时就医。

（6）离家外出别忘了带上足够的药物。

癫痫患者是否能观看电视或用电脑？

癫痫患者可以看电视，但是要避免看到闪烁、杂乱的画面，也不能无节制地长时间看电视而影响休息。

癫痫患者可以用电脑进行文字和图像处理、网络应用等基本工作，也可以玩一些游戏，但是要避免玩那些画面闪烁和杂乱的游戏，也不能无节制地使用电脑导致影响休息。

癫痫患者的饮食应当注意些什么？

癫痫患者有哪些需要忌口的东西呢？忌口是中医的说法，西医其实忌口的东西不是特别多，但是癫痫患者的饮食还是有些需要注意的地方。首先，癫痫患者主要是应避免兴奋类的饮食，比如说具有兴奋作用的酒、咖啡、浓茶、巧克力等。同样，含有兴奋性物质的运动饮料最好也不要喝。其次，辛辣的东西会引起神经兴奋，如果本来就是来自湖南四川这些嗜辣地区的患者，辣椒可以稍稍吃一点，但不要太辣。癫痫是长期抗战，不是一朝一夕，长年累月食不知味显然也是很影响生活质量的，因此可以稍稍吃一点。但如果患者本来就从来不吃辣椒花椒，那么就不要吃这些辛辣刺激食物了。

为何中医认为癫痫患者不能吃羊肉？

中医认为癫痫不是一种虚寒性疾病，绝大部分的癫痫患者也不是虚寒体质，有些癫痫患者有虚证，但是以气虚为主，或是阴虚为主。而中医又认为羊肉是温补的，故癫痫患者不适合吃羊肉。

从中医上讲，有哪些发物不能吃？

中医讲的发物就是比较容易诱发某些疾病的东西。实际上对于发物这个概念，中医各位医家也有不同的说法，但比较公认的是无鳞鱼，顾名思义就是没有鱼鳞的鱼。如在海鱼中就是海鳗和海鳝，淡水鱼中就是昂刺鱼、鲶鱼、泥鳅、黄鳝和洄渡鱼。中医认为无鳞鱼比较温热，所以癫痫患者不适合多吃。但是绝对不能吃吗？也不一定，因人而异。如果吃了没什么不舒服，也没有诱发癫痫发作，是可以吃一点的；如果尝一点就觉得不舒服，那么就不要吃了。

癫痫患者是否能饮酒或吸烟？

答案是不能！长期吸烟和大量饮酒可以对身体造成多方面的损害。烟中含有大量尼古丁，会对大脑形成严重刺激，使患者神经兴奋，导致癫痫发作。癫痫患者更要禁酒，包括任何含有酒精的饮料都要禁止。这是因为酒中含有一定量的乙醇，可能导致酒精中毒，比烟的危害更大。一次过量饮酒，就会出现神经系统功能紊乱，使人举止失常，没有自控能力，稍严重的会神志昏迷或者发狂、发疯，更明显的表现是记忆衰退，或者肌肉活力减弱，还会严重损伤肝脏、肾脏，对脾胃功能也有损伤。癫痫患者饮酒最容易引起兴奋，可能导致严重的发作。

有哪些适合癫痫患者的保健方法？

在这里介绍几个穴位按摩的保健方法，可根据患者癫痫发病情况实施个性化穴位按摩，分别是头部的风池穴、风府穴，足底的涌泉穴，此外还有小腿上的丰隆穴位，这几个穴位可以早晚各按摩5分钟。在足部脚踝两侧还有一对神奇的穴位，分别是照海穴和申脉穴。白天发作的患者取申脉穴，夜间发作的患者取照海穴，每天按摩20分钟，可以结合药物治疗发挥一些辅助安神的作用。

有哪些适合癫痫患者的饮品？

癫痫患者不适合喝饮料，尤其是含酒精和兴奋性物质的饮料。在这里推荐几款健康饮品：

（1）决明子菊花茶：大多数癫痫患者肝火偏亢，平时可以用决明子、白菊花泡水喝。决明子味甘苦咸，微寒，入肝、胆经，能清肝益肾，明目通便，主治头痛、目赤、昏暗不明、内热便秘。如果患者本身大便不畅者疗效更佳。此方还是减肥良方，适合湿热内蕴者。生决明子润肠通便效果明显，炒熟后的决明子通便效果减轻。白菊花，别名甘菊、杭菊、杭白菊、茶菊、药菊，性微寒，味辛、甘、苦，归肺、肝经。功效为疏散风热，平肝明目，清热解毒。主治风热感冒，发热头痛，目赤目暗，视物昏花，眩晕惊风，也可治肝阳上亢，头痛眩晕，尤善解疔毒，可用治疗疮肿毒。

（2）玫瑰茶：当患者情绪不佳，特别是有些女性，月经前期容易情绪波动的，可以用玫瑰花泡水喝。玫瑰花具有理气活血、疏肝解郁的功效，主治肝胃气痛、食少呕恶、月经不调等症，还能改善睡眠和情绪。

（3）西红花茶：有些患者癫痫病史比较长，有血瘀的症状，可以用西红花泡水喝，不仅可以活血化瘀，还有安神助眠的效果。西红花不是红花，但同样有活血化瘀的功效，每天取3~4根泡水，喝完还可以把药也嚼着吃掉。

癫痫患者在选择就业时应当注意哪些事项？

癫痫患者绝不能从事那些需要登高、涉水、驾驶等的高危工作，比如飞机驾驶、高空作业、车船驾驶、消防、电工、化工、大型机械操作等。

癫痫患者也不适合那些需要精密技术的工作，如外科医生、护士、婴幼儿护理、精密仪器操作等。

癫痫患者要尽量避免做息没有规律和压力太大的工作，如导游、医护工作等。有些工作经常加班和出差，也最好不要选择，尽量找一份朝九晚五的工作。

癫痫儿童可以参加体育活动吗？有哪些注意事项？

运动对个人健康和儿童生长发育都是有益的，集体体育项目更是社交的重要方式。发作获得有效控制的患者可以参加绝大多数的体育活动，只是要避免竞技压力，并且要根据体能量力而行，不要太疲劳。发作比较频繁的患者，可以参加慢跑、有氧操、瑜伽等活动，但是要加强监护，防止意外。

癫痫患儿的老师在日常教学过程中应注意些什么？

癫痫患儿和健康孩子一样享有受教育的权利，教育工作者尤其不得歧视癫痫患儿。只要智力正常，就应该接受规定的义务教育，而且积极升学、提高学历。伴随智力障碍的患儿可以接受特殊教育，尽量学会自己照顾自己，以减轻家庭的负担。

家长应该将患儿病情告知老师，以便老师在患儿在校期间进行监护，包括正确处理突然发作的情况，督促孩子按时吃药，帮助孩子进行自我管理，监督那些生活中的注意事项等。

家长还应当向老师介绍癫痫患儿可能出现的并发症，包括认知障碍、负面情绪、心理疾病等，以便老师观察和做出及时的反应。老师应该特别注意孩子有没有突然的学习成绩下降，孤僻离群等社交困难的情况，随时向家长通报。

已经控制了发作的患者，再次出现发作应当如何应对？

患者应先和医生取得联系，提供最近的生活、工作以及服药情况，并详细描述再发作时的症状细节，这些信息对医生分析病情很重要。

再发作的原因有很多，换、减药物，停药物过快，某些抗癫痫药物过量，患上某些肝肾疾病导致药物代谢障碍，少年儿童生长发育期体重增加导致药物浓度下降等是常见原因。有些抗癫痫药物应用后，虽然能控制原先的癫痫类型的发作，却可能导致另一种癫痫类型的发生。

此时患者不要慌张和绝望，也不要因为重新开始吃药而沮丧，只要接受规范的治疗，再次获得有效控制的机会是很大的。

社会应当对癫痫患者建立何种保障机制？

首先，要保证正规治疗药物在各个地区的供应，培训出足够多的癫痫专科医师，让每一个癫痫患者享有同等的治疗机会。经济困难的患者，要想办法给他们提供一些金钱上的帮助，以使他们获得最合理有效的治疗。获得有效控制后，大部分癫痫患者可以回归社会，为国家做出贡献。

其次，要建立一个宣传网络，通过平面媒体、电视、网络等平台，向癫痫患者及其家庭乃至全社会普及癫痫知识。教育可以让患者及其家属建立起规范化治疗的概念，杜绝社会传统观念对癫痫患者的歧视，让大众都能够帮助癫痫患者，建立和谐的社会氛围。

再次，应该有专门的机构收容和照料那些因癫痫致残和丧失劳动生活能力的患者，或者利用志愿者制度给这些患者提供完全或一定程度的帮助。

另外，对癫痫的医学研究应受到更多支持，医学家们也应该积极进行务实、严谨的科学研究，提升治疗癫痫的技术。

国际癫痫关爱日是哪一天？

6月28日是国际癫痫关爱日，其由来与我国抗癫痫协会的倡议关系密切。在2006年10月第二届"北京国际癫痫论坛"上，中国抗癫痫协会发起了创办国际癫痫关爱日的倡议，得到来自20余个国家代表的热烈响应，并得到国际抗癫痫联盟和国际癫痫病友会的支持。与会者选定以1997年在爱尔兰都柏林举行的国际癫痫大会通过"全球抗癫痫运动"的日期，即6月28日为国际癫痫关爱日，设立关爱日的主旨是围绕对癫痫患者的关怀和爱护开展公众宣教活动。

从2007年开始，我国率先开展国际癫痫关爱日的活动。2007年国际癫痫关爱日的主题为"消除偏见，走出阴影"。2008年6月28日为第二届国际癫痫关爱日，主题是"重塑尊严，回归社会"。

国际癫痫关爱日的设立，也宣告了癫痫患者这个弱势群体急需得到社会的关注！

什么是癫痫自助组织，有何作用？

癫痫自助组织是一种由癫痫患者、癫痫专科医师以及社会工作者所组成的民间团体。近年来，患者自助概念及患者自助组织快速发展，逐步显示它的功能和成效。自助组织透过本身的特点，发挥不同的功能。患者或照护者自助组织的参加者均有共同的经验和集体认同的意念、信念，着重信息交流，愿意互相支持和帮助，分享生活适应上实际的心得，组织有建设性的行动达到共同目标等。在美国、日本、中国香港和台湾地区都有相当成熟的癫痫自助团体。在中国大陆，目前也成立了中国抗癫痫协会这样的全国性非营利性社会民间组织。它成立于2005年，是由致力于癫痫治疗、预防与控制的神经内科、外科、儿科和电生理专业工作者及精神、心理和社会学方面的专家学者，医药企业和社会相关人士自愿组成。在该协会的指导和帮助下，全国各地成立了很多的癫痫病友会。病友会的目的在于为广大患者和家属提供可以疏泄烦恼、结识朋友、交流经验、展现才能、互励互助的平台。由于同病相怜，病友会可以有效地屏蔽社会偏见与歧视。在病友会中，患者们可以相互交流与癫痫斗争的心得与体会，互通有无；家属们可以交流家庭护理中遇到的问题和解决的办法。这从很大程度上弥补了癫痫患者社交生活的欠缺与不足，增强患者的社会交往能力，提高患者及照料者的自信心，为患者重归社会生活提供极大的便利。

2020年，国际癫痫关爱日的主题就是"5G时代，癫痫关爱"。癫痫病友会也逐步从线下转入线上，利用互联网平台比如微信、抖音等，对患者进行宣教、科普。由于网络具有跨空间跨地域的优势，线上病友会能更方便癫痫患者接触社会，掌握咨询信息，也能更好地保护癫痫患者的心理健康。

有哪些国际抗癫痫联盟网站会对您有帮助？

（1）Epilepsy Foundation：www.epilepsyfoundation.org

（2）Epilepsy Information from Family doctor.org ：http：//familydoctor.org/online/famdocen/home/common/brain/disorders/214.html

（3）National Institution of Neurological Disorders and Stroke：http：//www.ninds.nih.gov/disorders/epilepsy/detail_epilepsy.htm

附　录

常用检验项目的正常值及异常值意义

检查项目	正常值	异常值及其意义
卡马西平治疗药物浓度	4~12mg/L	
丙戊酸钠治疗药物浓度	50~100mg/L	
苯妥英钠治疗药物浓度	10~20mg/L	
苯巴比妥治疗药物浓度	15~40mg/L	
氯硝西泮治疗药物浓度	20~90μg/mL	
左乙拉西坦治疗药物浓度	20~40μg/mL	
拉莫三嗪治疗药物浓度	3~15μg/mL	
奥卡西平治疗药物浓度	10~35μg/mL	
托吡酯治疗药物浓度	2~10μg/mL	
唑尼沙胺治疗药物浓度	10~40μg/mL	
布瓦西坦治疗药物浓度	0.5~0.9μg/mL	有效药物浓度过低或者过高，需要根据临床症状，遵医嘱调整药物用量
乙琥胺治疗药物浓度	40~100μg/mL	
醋酸艾司利卡西平治疗药物浓度	10~35μg/mL	
非氨酯治疗药物浓度	30~80μg/mL	
加巴喷丁治疗药物浓度	2~20μg/mL	
拉考沙胺治疗药物浓度	1~10μg/mL	
吡仑帕奈治疗药物浓度	180~980ng/mL	
普瑞巴林治疗药物浓度	2~5μg/mL	
瑞替加宾治疗药物浓度	0.45~0.90μg/mL	
卢非酰胺治疗药物浓度	5~30μg/mL	
司替戊醇治疗药物浓度	1~10μg/mL	
硫噻嗪治疗药物浓度	2~8μg/mL	
替加宾治疗药物浓度	20~200ng/mL	
*HLA-B*1502*基因	阴性	携带者不能使用卡马西平

癫痫的致病/易感基因

		基因
电压依赖离子通道	钾离子通道相关	KCNQ2
		KCNQ3
		KCNA1
		KCNA2
		KCNJ11
		KCNMA1
		KCNT1
	钠离子通道相关	SCN1A
		SCN1B
		SCN2A
		SCN3A
		SCN8A
	钙通道相关	CACNA1A
		CACAN1H
		CACNB4
	超极化激活通道相关	HCN1
		HCN2
配体门控离子通道	乙酰胆碱受体相关	CHRNA4
		CHRNB2
		CHRNA2
	氨基丁酸受体相关	GABRA1
		GABRB2
		GABRB3
		GABRD
		GABRG2

		基因
溶质携带子家族	EAAT1 相关	*SLC1A3*
	葡萄糖转运子相关	*SLC2A1*
离子转运子	镁离子转运子相关	*NIPA2*
其他		*LGI1*
		EFHC1
		PRRT2